魔人婦科圖文手冊

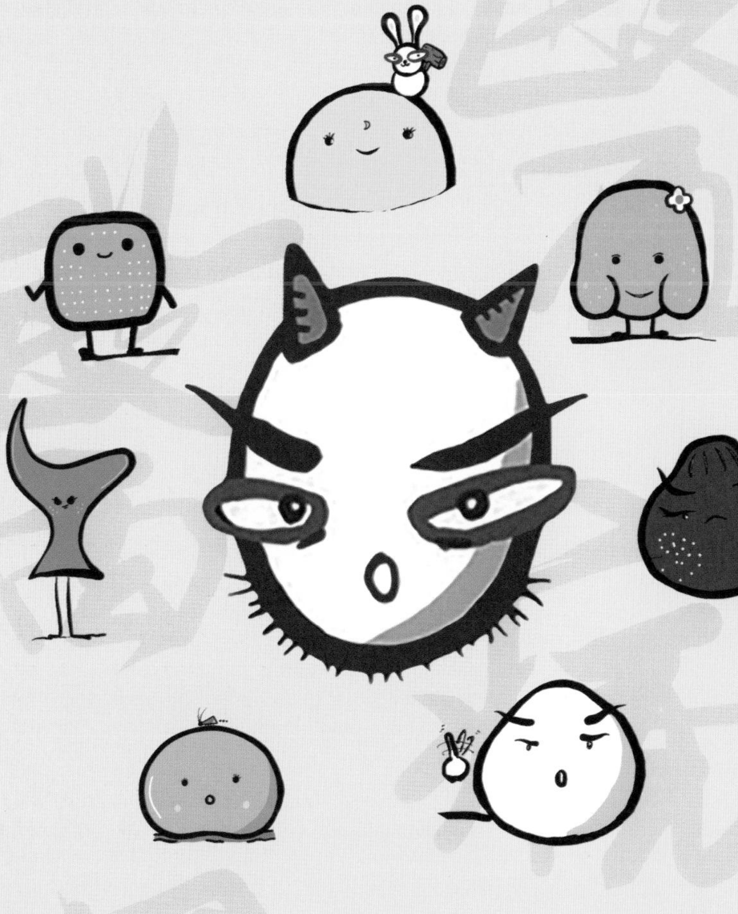

蘇軒 著

Content

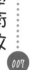

目次

Content

目次

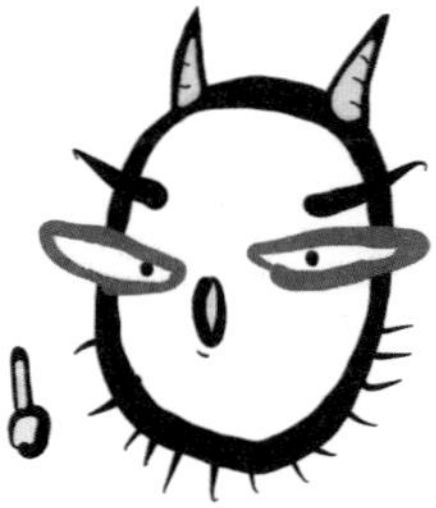

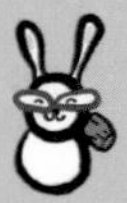

推薦序

平易近人的醫學衛教

曾志仁醫師　中山醫學大學附設醫院副院長

當我看到蘇醫師的行醫故事，那種執著、那種全力以赴，不禁想起以前的畫面。那時我在嘉義長庚當婦產科主任，接到一通電話：

「舅舅，我是蘇軒，我可以在我特休的時候去跟你學手術一週嗎？我想跟你學陰式的子宮切除手術。」那時候他還是一個小小住院醫師。

願意犧牲放假時間來學習的學生，我怎麼能拒絕。於是他就住在一間空的醫師值班室裡，穿著醫院的工作服，起床就一起來參加我的晨會、查房、跟診、學手術。這樣一個星期沒有出醫院大門一步。

「我在林口長庚幾乎學不到經陰道子宮切除手術，很少醫生這樣做。主任你的方法好讚啊！」他一邊看我手術，一邊震驚。

五年後，他發表了經陰道自然孔內視鏡手術，據他後來跟我說，這靈感就是來自於當初那一週的學習。

後來蘇醫師母親（我的姊姊）生病，癌症卵巢轉移，蘇醫師說他要自己幫母親處理，我起先是反對，因為幫親人手術還是會有點內心的關卡存在。

但後來看他努力不懈的想辦法治好我姊姊的行為，我也接受了他的作法，放手讓他去嘗試救自己的母親。

讀了他的行醫文章，我赫然發現，他治療病人的精神，竟然與治療我姊姊的精神無異。盡一切的力量與方法，想讓病人康復。而且治療的方式創意無限，果然有曾家的遺傳。而且他重視衛教，可以用很平易近人的方式讓民眾了解艱澀的婦科問題。就連我們這些醫療專業人員，看了也可以很有條理的學到一些知識。

所以，如果你想要一窺白色巨塔的行醫點滴，這本書可以讓你看了拍案叫絕，絕無冷場。如果你有醫療需求，想找一本淺顯易懂的工具書，這本書有極簡的醫學衛教，可以讓你快速上軌道，進入狀況。如果你想要多認識這位蘇醫生，想知道他是不是你未來可以依靠的醫生，這本書也可帶著你認識他，了解他。因為這是一本生命之書。代表著蘇醫師的生命。

序章

理論上魔乃神之相對。

神乃教化眾生為依歸，魔則盡心於黑化眾人，使人墮落。

然世俗眼光的神，常被曲解成偶像崇拜，甚至用來框架起迷惘的眾生。

鄉民的求醫之路有點類似這樣的情況，在身心極度困頓的時候，生病無所適從的時候。只能消極追求名醫的救贖別無他法。

然而等候了半天，身心俱疲的看完名醫後，病可能好了，心有好嗎？那種無助、恐懼、害怕疾病捲土重來的焦慮，常常沒有得到解脫。

問題的癥結點在於醫病的溝通，跟病人對自身問題的理解與覺察。患者常常病好了以後，依然不知道自己得了什麼病，做了什麼處置讓病痛好了。八〇年代那種由上而下的、權威式的醫病關係。在二〇二一年公民意識發展到某種程度的今天，似乎已經變得不合時宜。

因此需要一個非主流的「魔人」來打破這種不平等，要能在治病的過程中也得到內心深處的解脫，唯有病人自己的覺察，知道自己問題之所在。才能根本得到解脫。

講白了就是病人也要知道自己怎麼了，對自身的問題有全然的了解，才是解決內心困頓的第一步。

因此我開始用「魔人」這個網路暱稱展開一個由下而上的，以民眾為中心的，病人自覺運動。唯有病人能自覺，才能完整的解決整個身心靈的問題。

首先要做的就是醫療資訊的傳遞與教育。但民眾不是專業人士無法接收太專業化的資訊。因此在社群媒體傳遞醫學衛教就必須要稍作調整。白話、故事化、圖像化，甚至簡化一切的醫學資訊。才能讓眾人所吸收。

所以我開啟了一系列的圖文衛教，開始寫一些我在行醫過程遇到的一些故事。每畫一張圖，每寫一個句子都讓我更加的感受到，我真的離大家越來越近了。每分享一個動人的案例故事，每每回覆大家在社群媒體的留言，讓我更加的理解病人的真正需求，體會出大家的心。離開白色巨塔，貼近人群讓我更深切的體會到當初的決定是沒有錯的。醫病之餘還需要醫心。

很希望有一天，大家對自身的健康能有某種程度的了解，遇到不清楚的時候，能在網路上輕鬆的獲得好讀易懂的衛教資料。這樣就不再需要追求名醫，不需要偶像崇拜了。清楚自身的問題，跟醫生好好的溝通討論。這樣醫生可以很確切的理解患者的問題與需求，可以對症下藥。提高治療的成功率與醫療品質。

這樣下來每個病人的醫生都是眾人的救贖。大家都能因此順利的解決病痛。這樣不是很好嗎？

廢話太多了，其實就是一直有一個聲音要我走這條路。其他的理由都太文謅謅，太囉哩八唆。

（你就是寫故事、畫漫畫給鄉民看懂就對了，好嗎？）

理由就是這樣簡單而已，上面的因為所以通通可以無視。

祝大家心安平安。

魔人於二〇二一年九月十三日夜之隨筆

Part 1
圖解婦產科

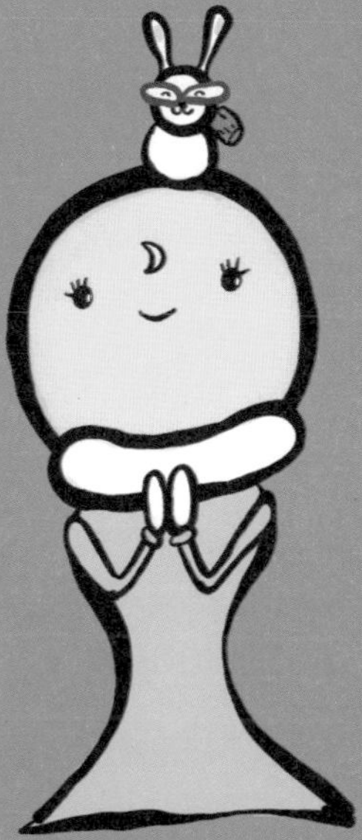

❶

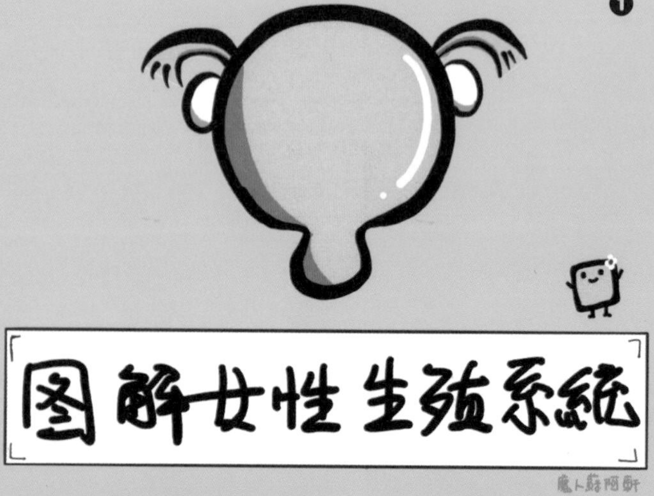

❷

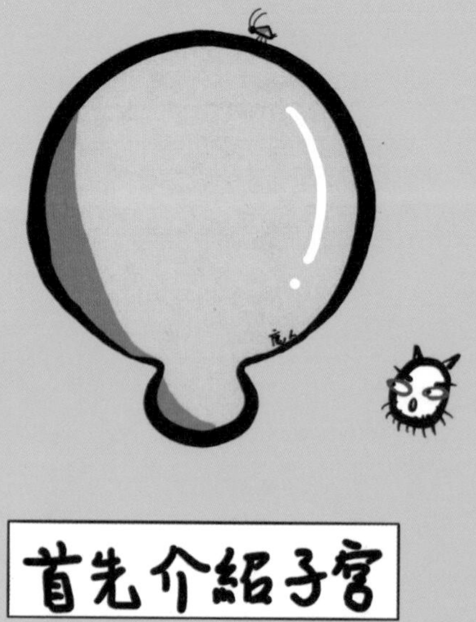

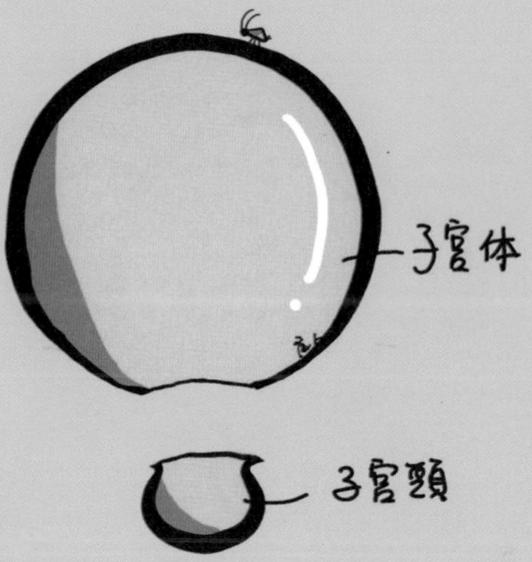

它分為2个部份

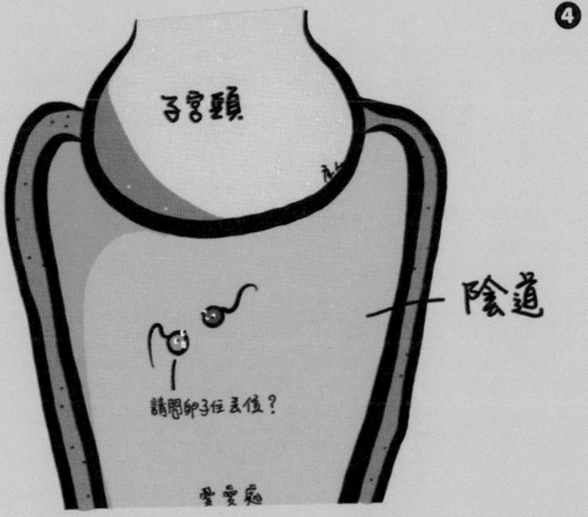

子宮頸下面是陰道

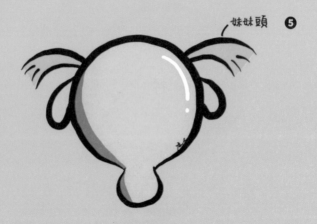

兩丁辮子是輸卵管

兩丁白色耳朵是卵巢

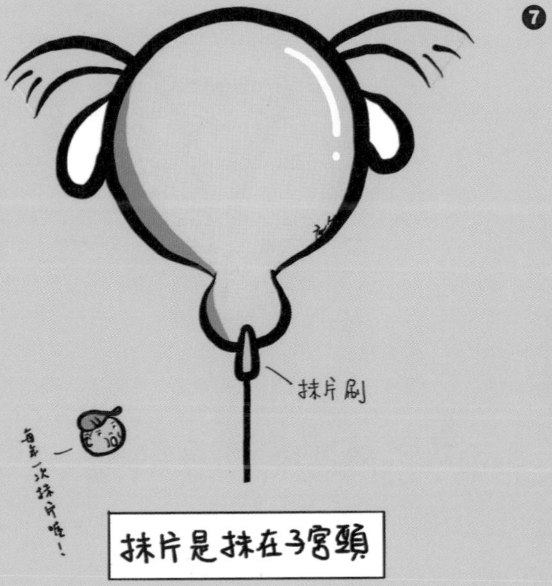
7
抹片刷
每年一次抹片唷！
抹片是抹在子宮頸

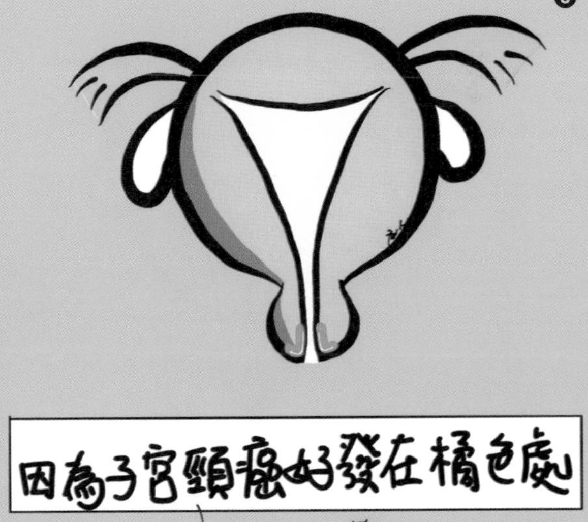
8
因為子宮頸癌好發在橘色處
發生率是第8位

9

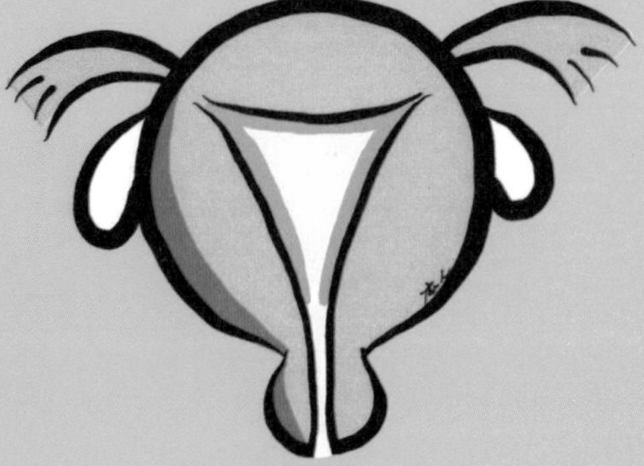

而子宮內膜癌長在綠色の地方

發生率在第6位!!
比子宮頸癌多!!
我贏了!

10

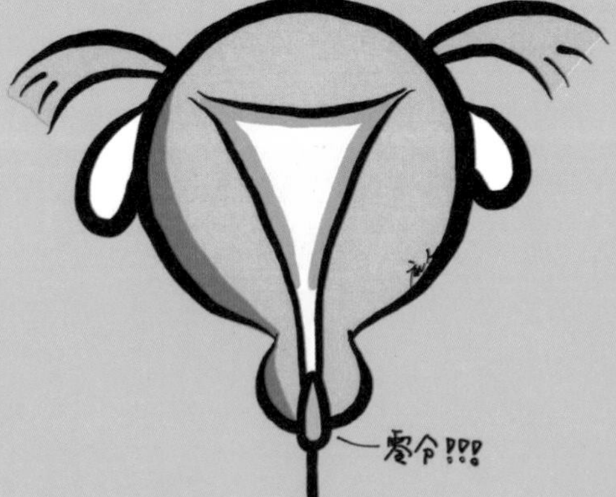

所以抹片無法 檢查子宮內膜癌

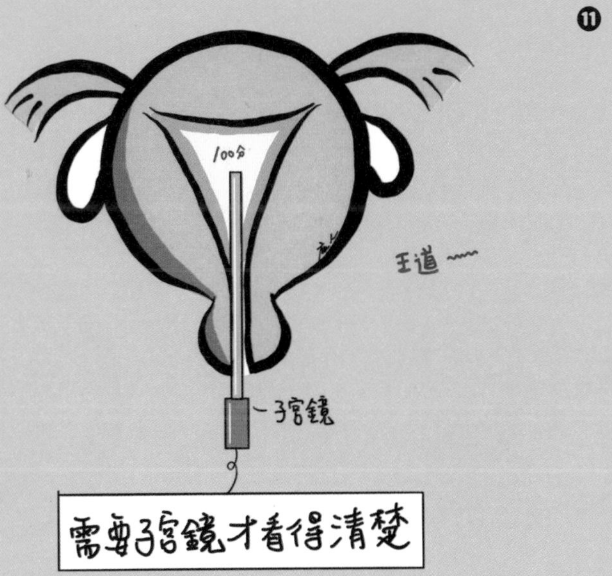
100分
王道~~~
子宮鏡
需要子宮鏡才看得清楚

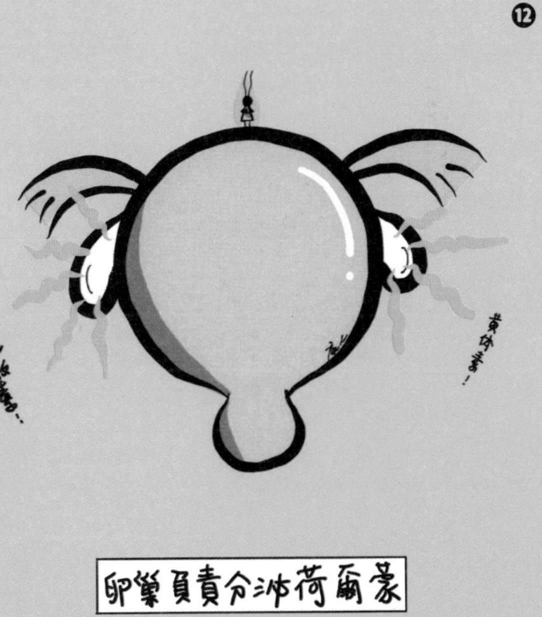
雌激素！
黃體素！
卵巢負責分泌荷爾蒙

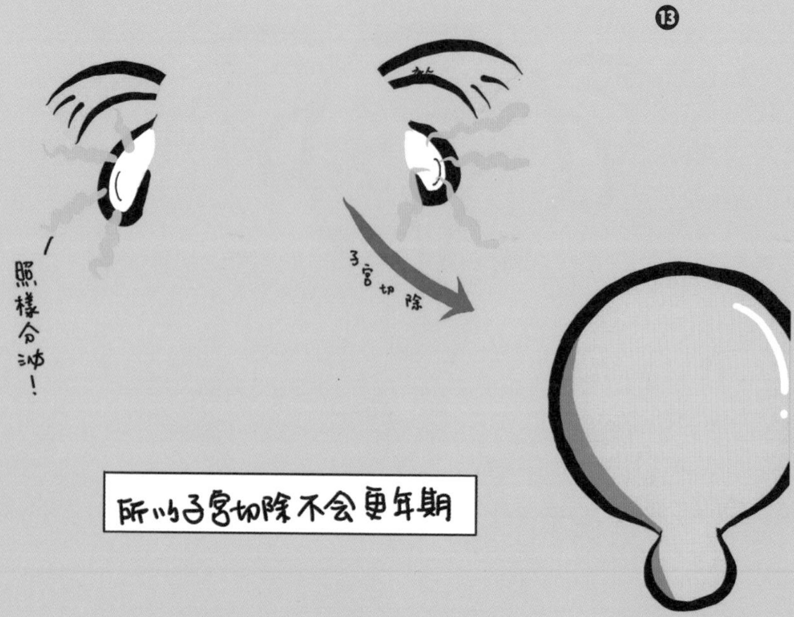
照樣分泌!
子宮切除
所以子宮切除不会更年期

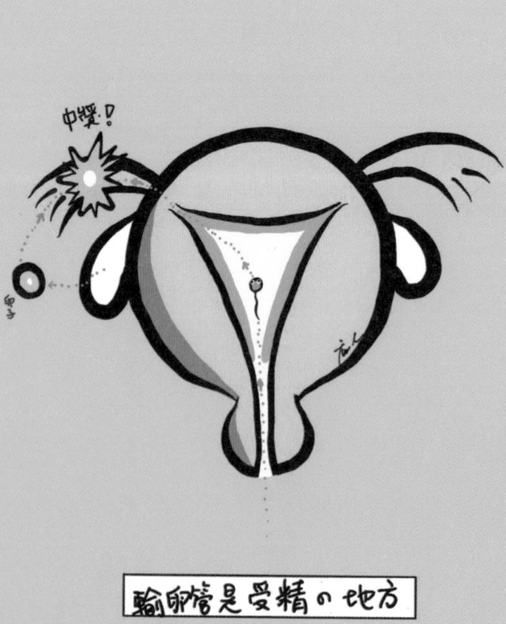
中獎!
卵子
輸卵管是受精の地方

⑮

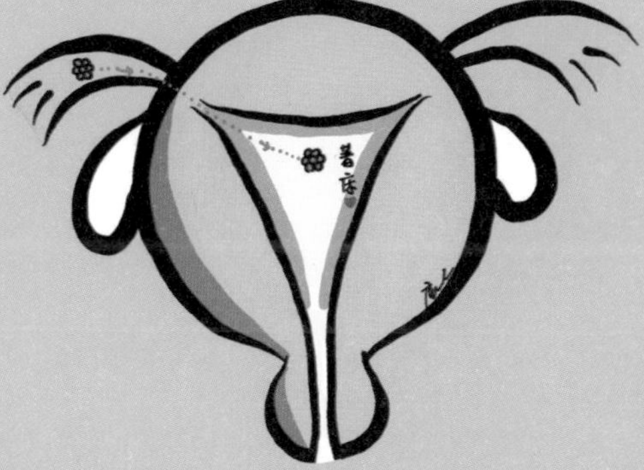

受精卵再爬回子宮腔著床

⑯

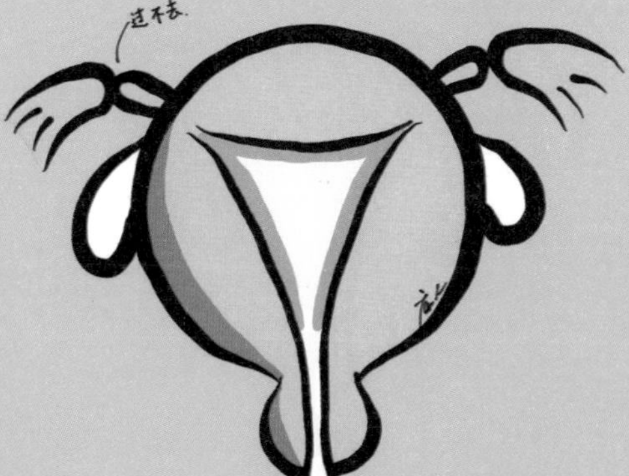

所以輸卵管阻塞就無法懷孕了

⑰

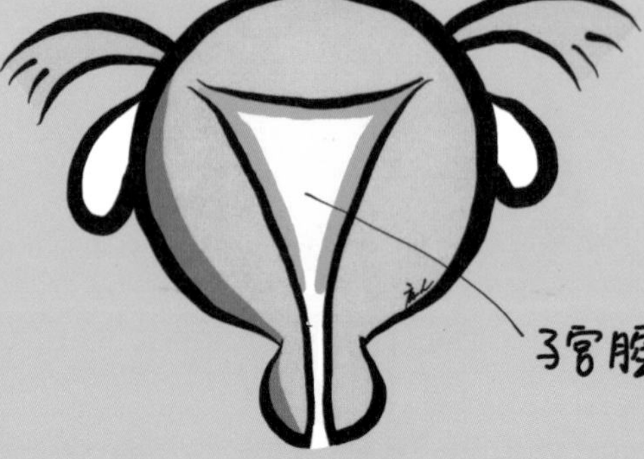

子宮腔是懷孕の地方

⑱

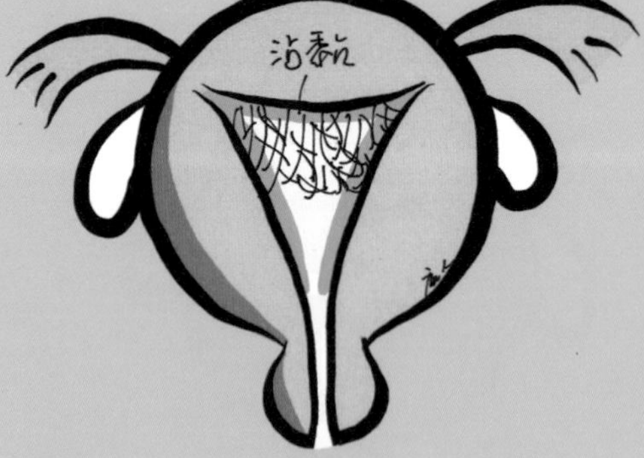

子宮腔沾黏会無法懷孕

19

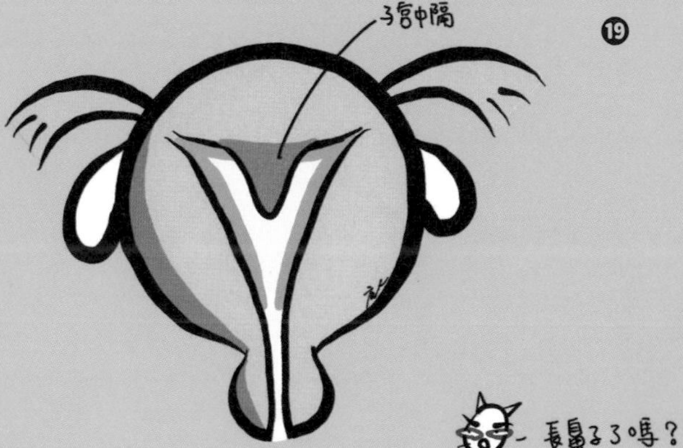

子宮中隔也是会影響

20

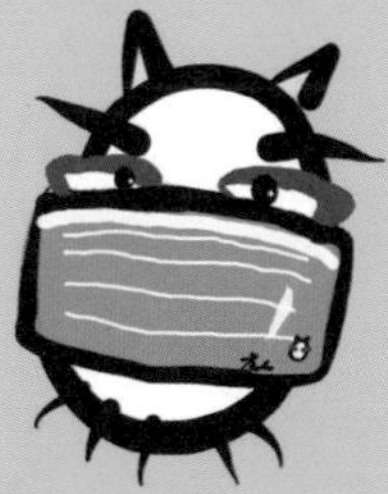

多了解自己身体
更能照顧自己喔

❶

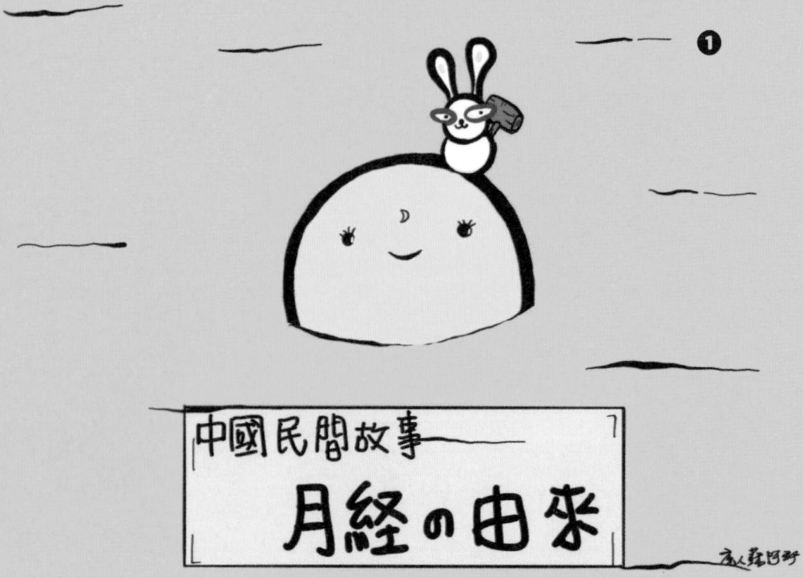
中國民間故事
月経の由來

❷

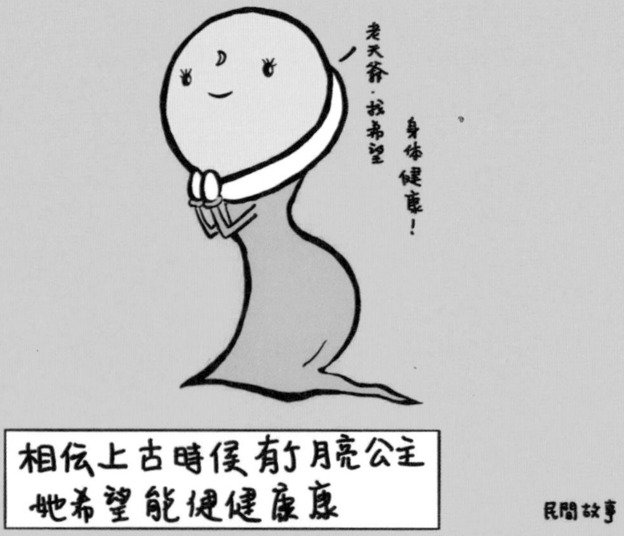
老天爺，我希望身体健康！
相伝上古時侯有个月亮公主
她希望能健健康康
民間故事

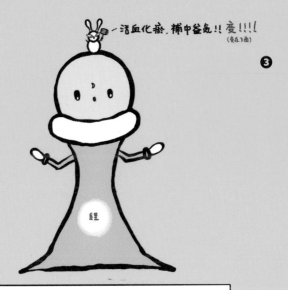

於是老天爺就給她月經.每月排毒

民間故事

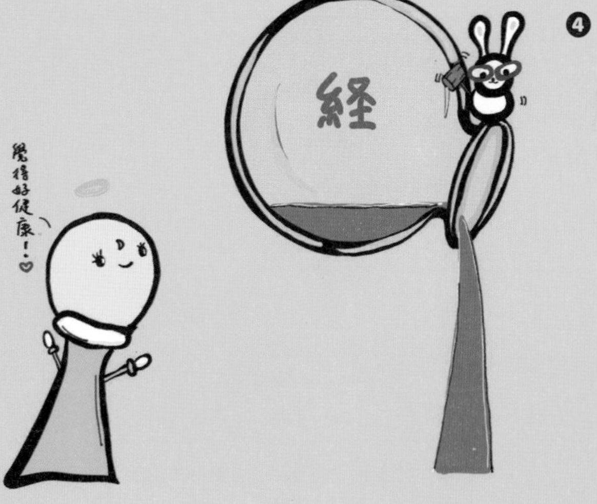

公主每月定期排血(毒)很開心

民間故事

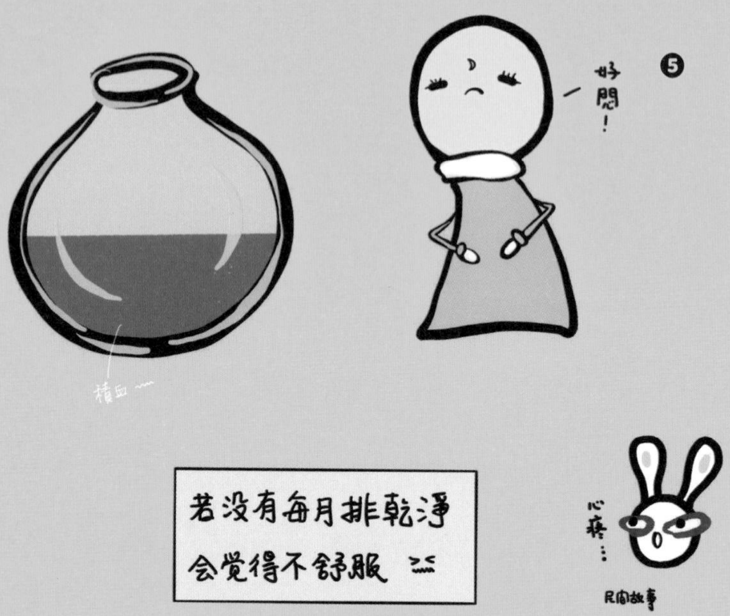
5
好悶!
積血~
若沒有每月排乾淨
会覺得不舒服
心疼…
民間故事

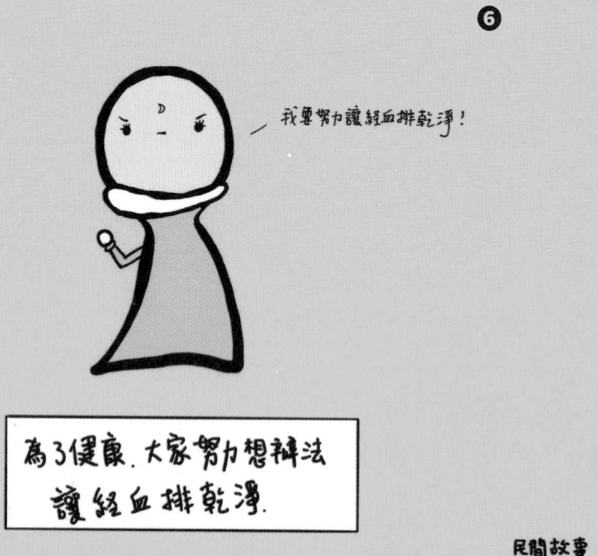
6
我要努力讓經血排乾淨!
為了健康.大家努力想辦法
讓經血排乾淨.
民間故事

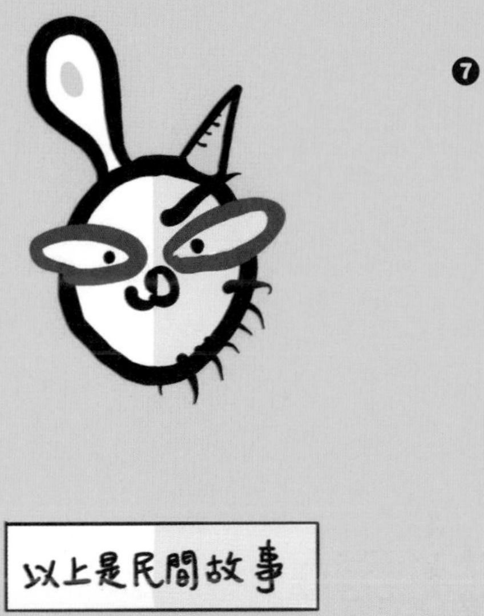

民間故事

現代医學

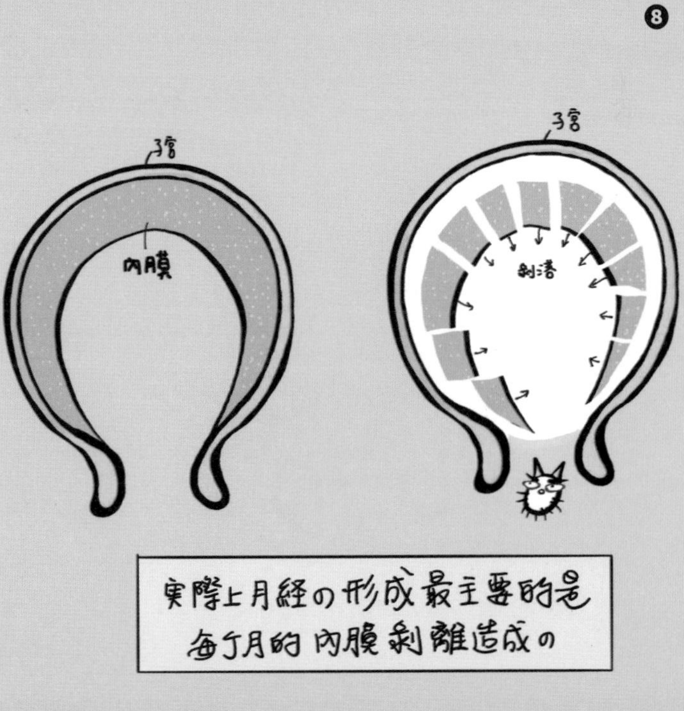

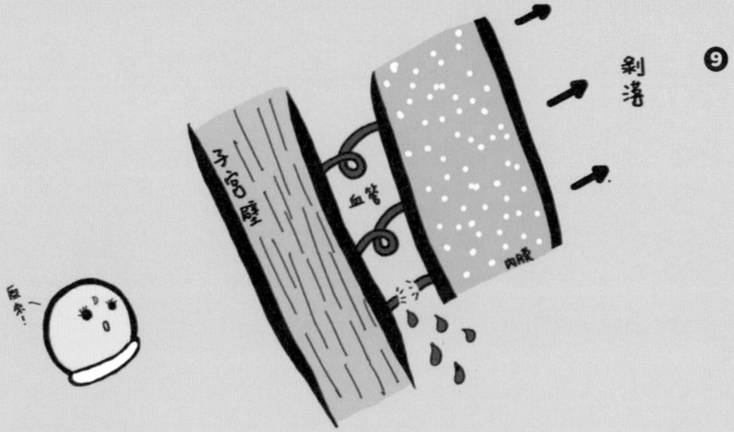

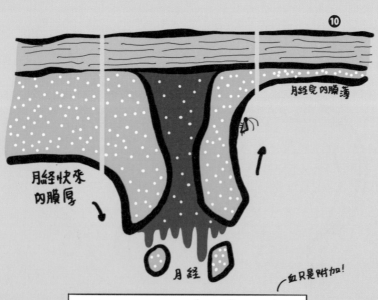

剝落过程会讓之間的血管断裂
造成出血(月經)

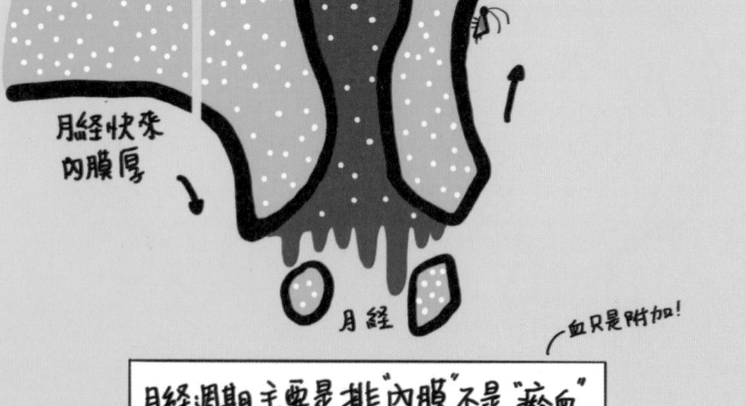

血只是附加!

月經週期主要是排"內膜"不是"瘀血"

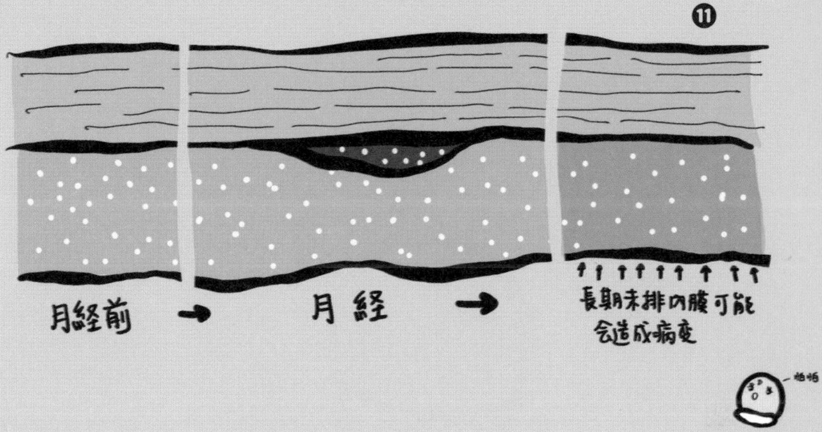

对身体の健康影響是內膜有沒有排乾淨
不是血有沒有排乾淨

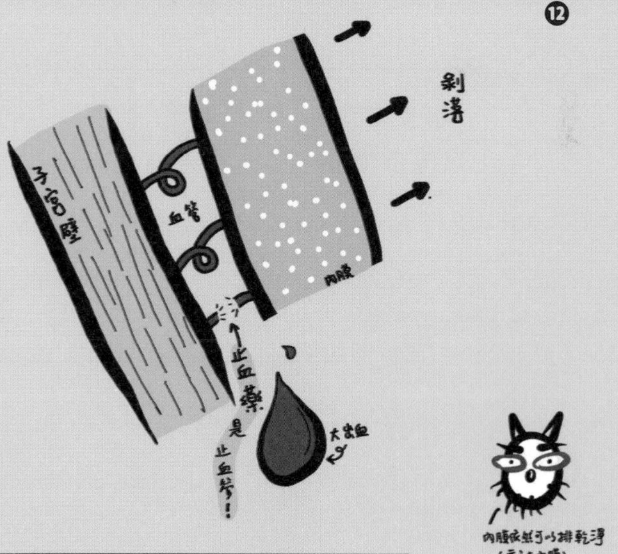

照這樣概念經血过多用藥止血
並不会造成血瘀造成身体不健康

⑬

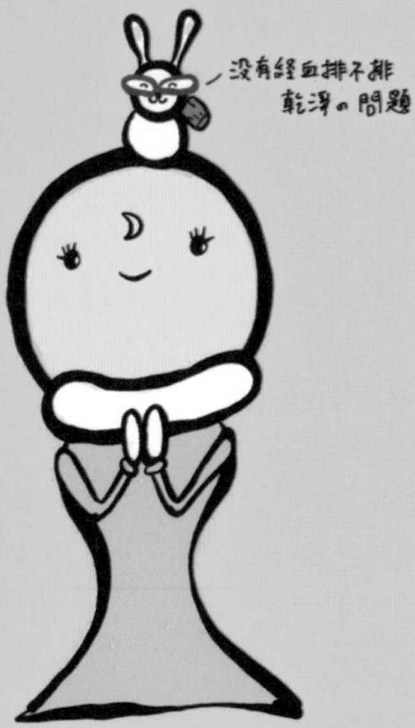

月経的由来是內膜剝離出血
只有內膜排乾不乾淨の問題

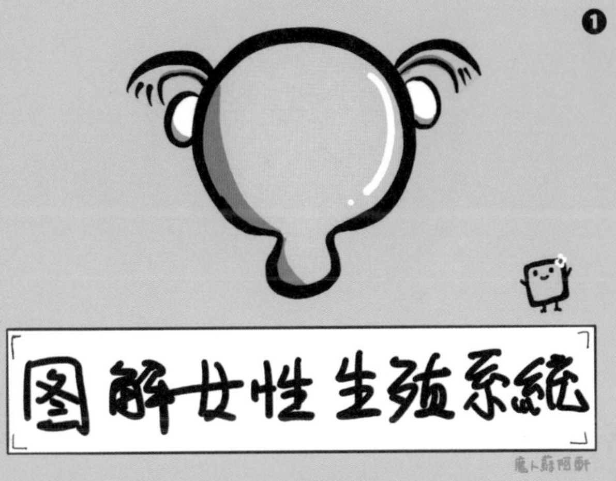

精卵受精、胚胎形成的位置是在哪看倌知道嗎？

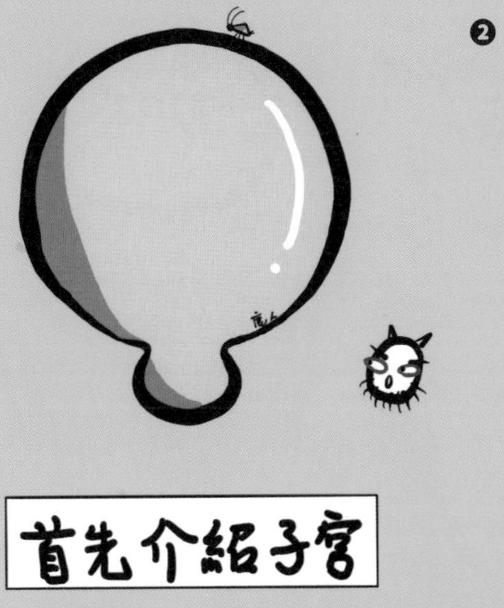

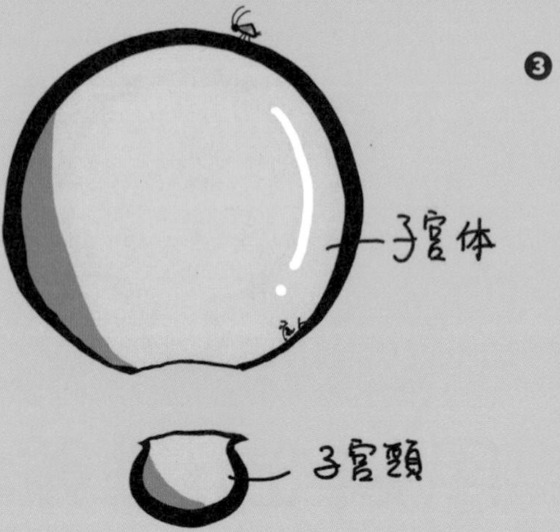

它分為2個部份

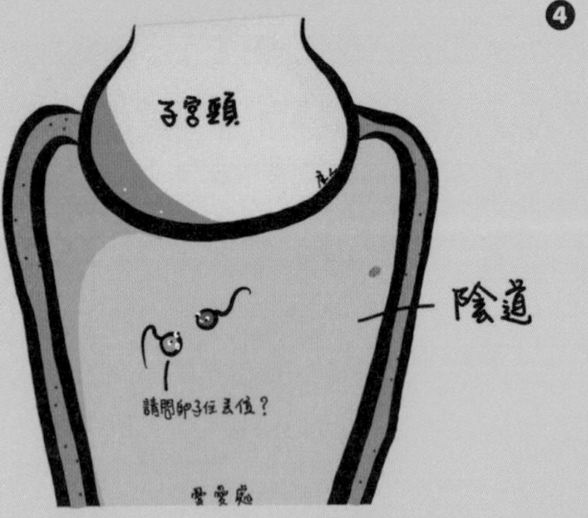

子宮頸下面是陰道

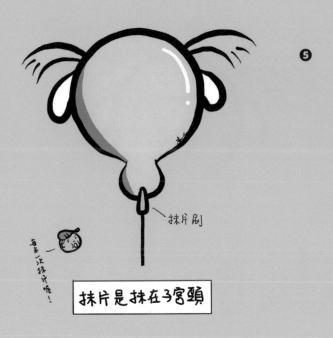

5

抹片是抹在子宮頸

6

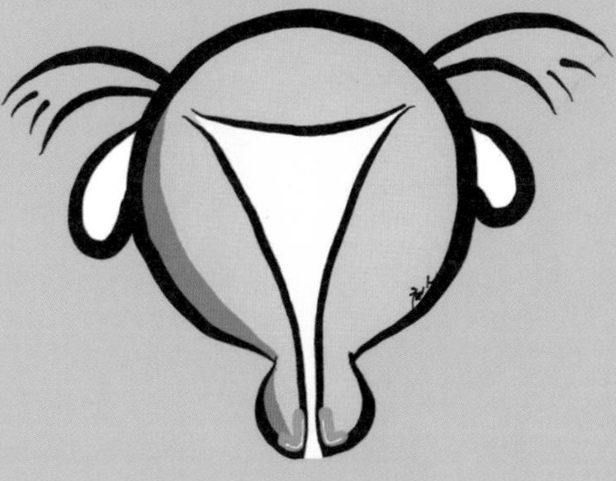

因為子宮頸癌好發在橘色處

發生率是第8位

❼

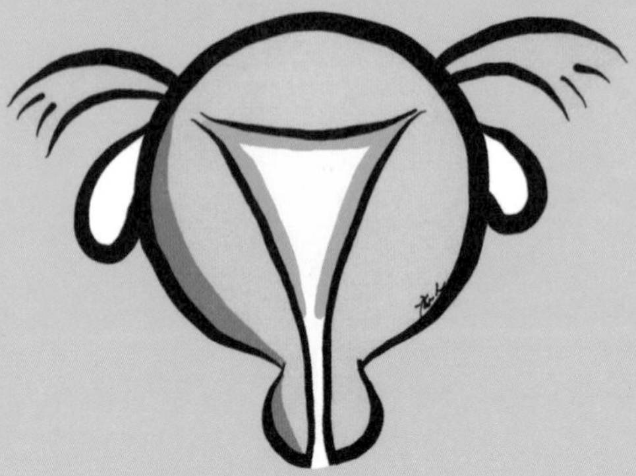

而子宮內膜癌長在綠色の地方

發生率在第6位!!
比子宮頸癌多!!
-我贏了!

❽

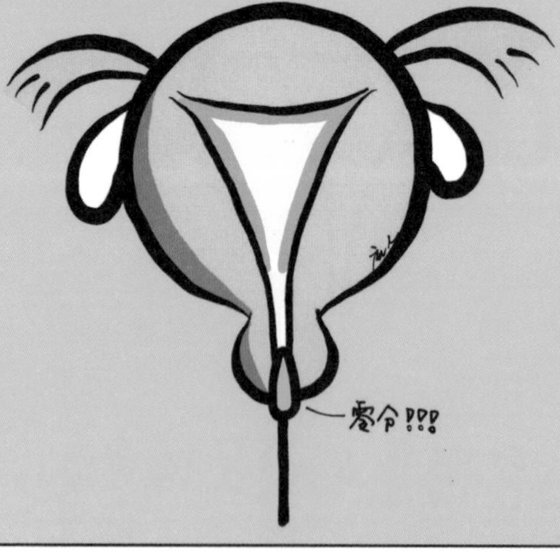

所以抹片無法檢查子宮內膜癌

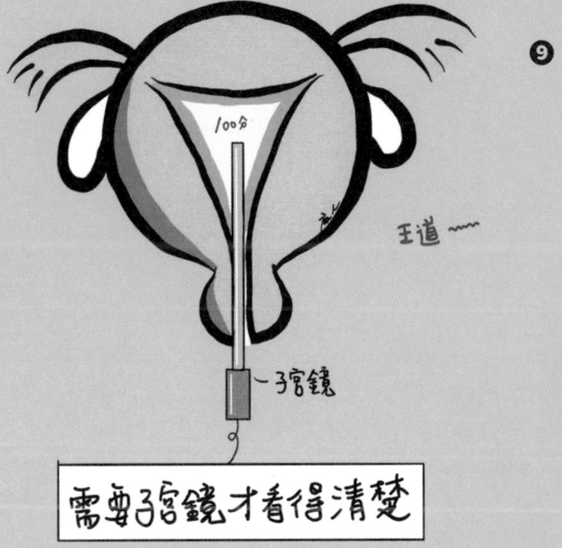
9
100分
王道~~
子宮鏡
需要子宮鏡才看得清楚

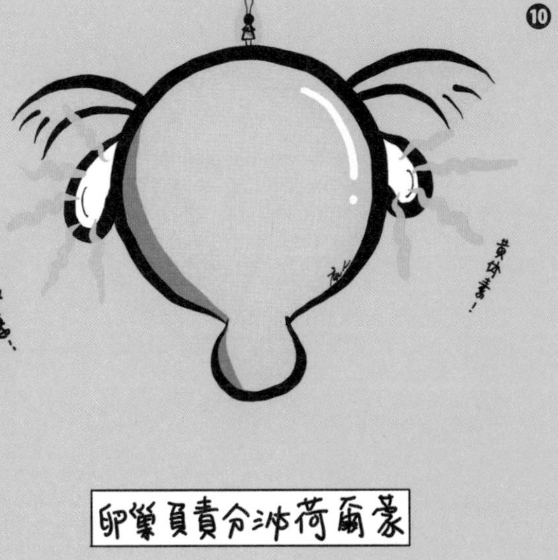
10
雌激素..
黃体素!
卵巢負責分泌荷爾蒙

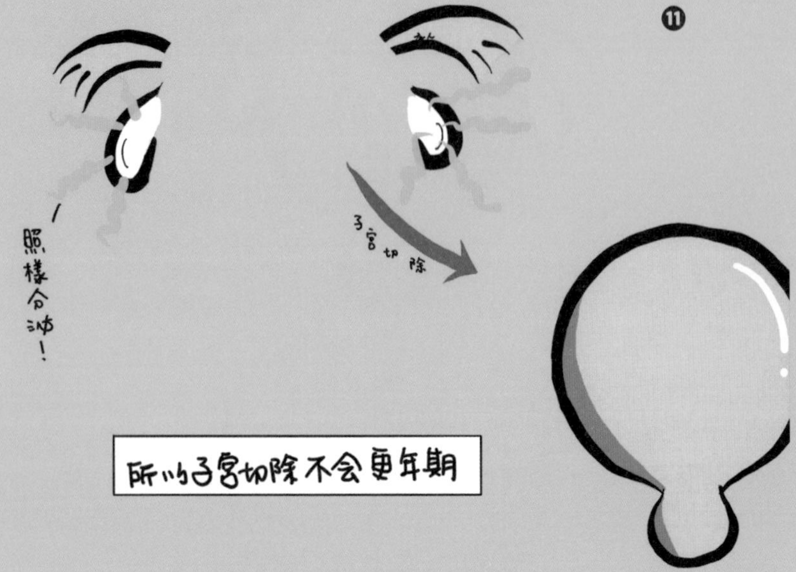
11
照樣分泌！
子宮切除
所以子宮切除不会更年期

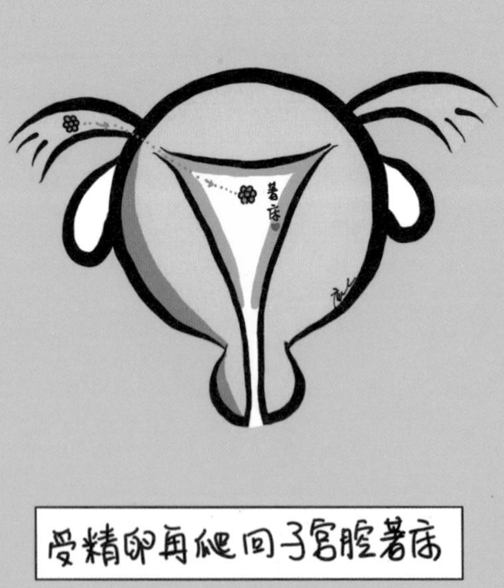
12
著床
受精卵再爬回子宮腔著床

⓭

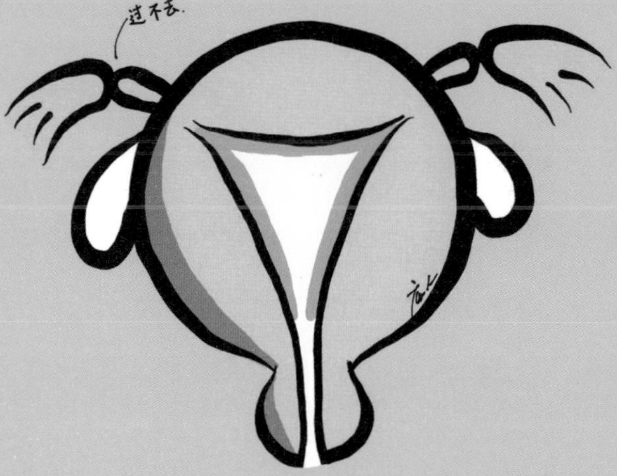

所以輸卵管阻塞就無法懷孕了

❶

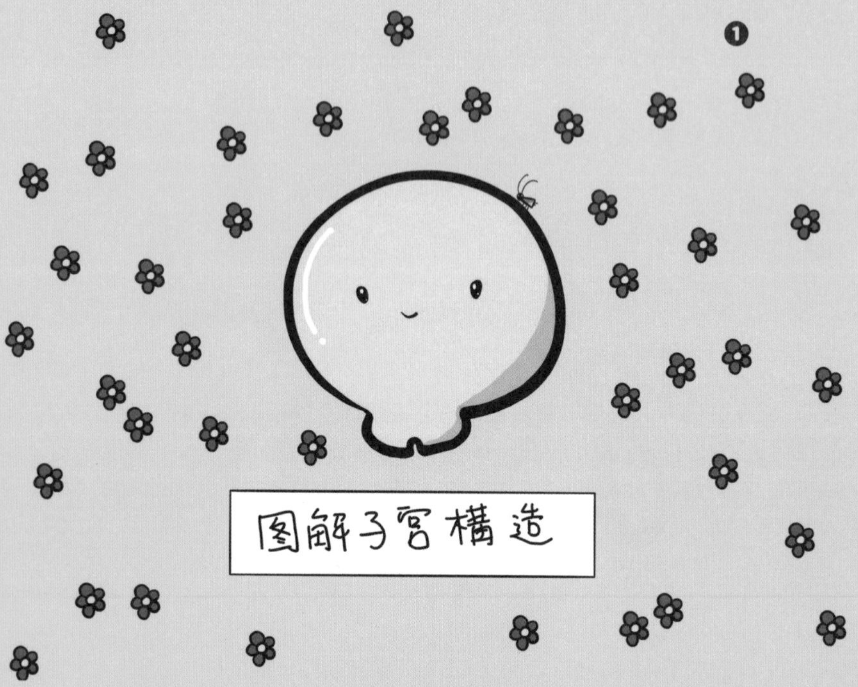

❷

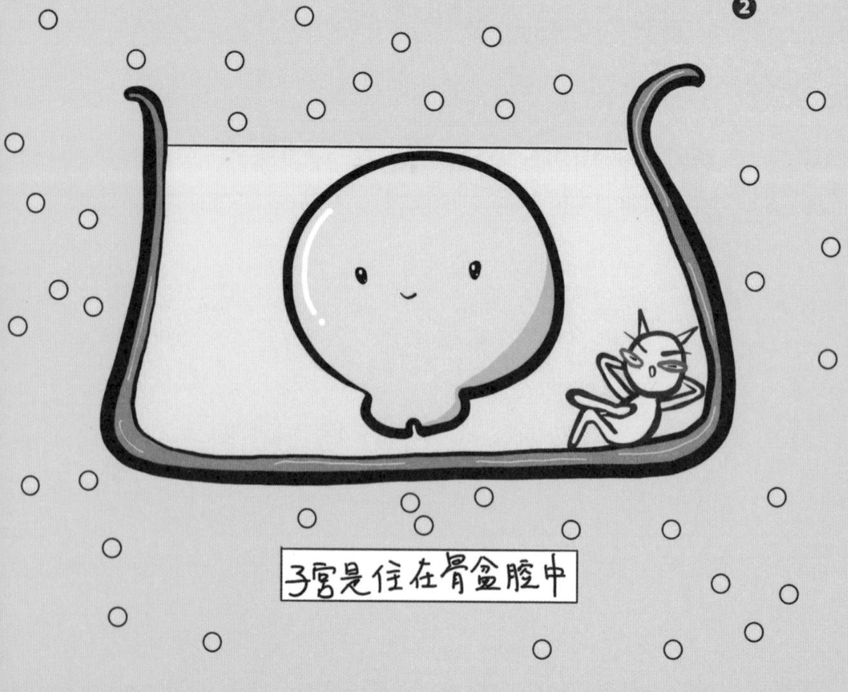

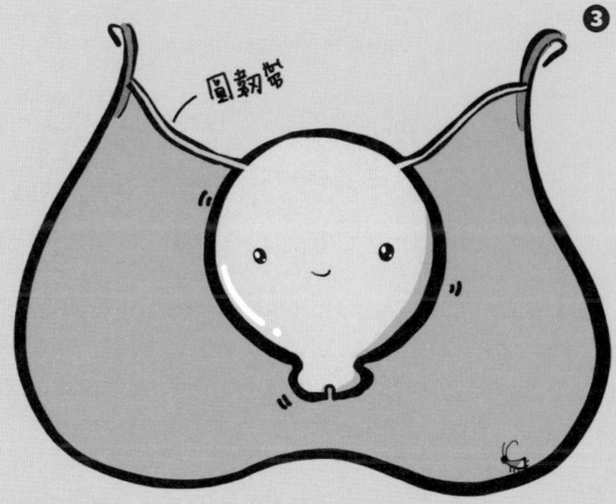

頭上有"圓韌帶"跟骨盆相連

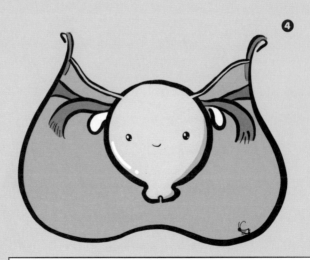

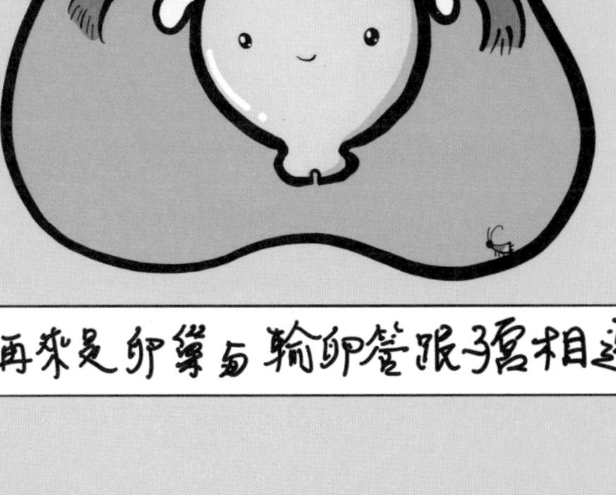

再來是卵巢与輸卵管跟子宮相連

❺

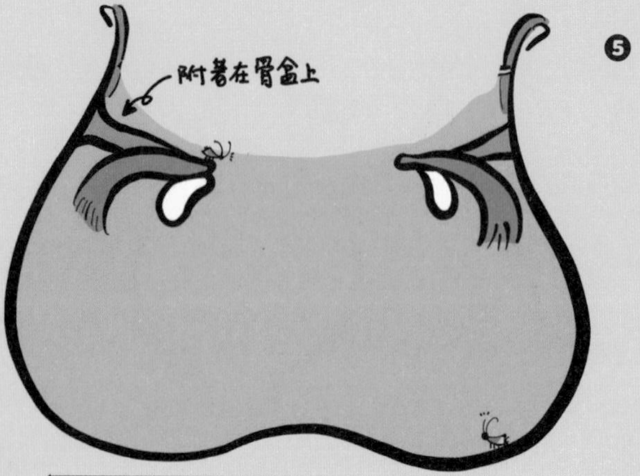

其實卵巢＆輸卵管也跟骨盆相連
子宮切除後不會亂跑

❻

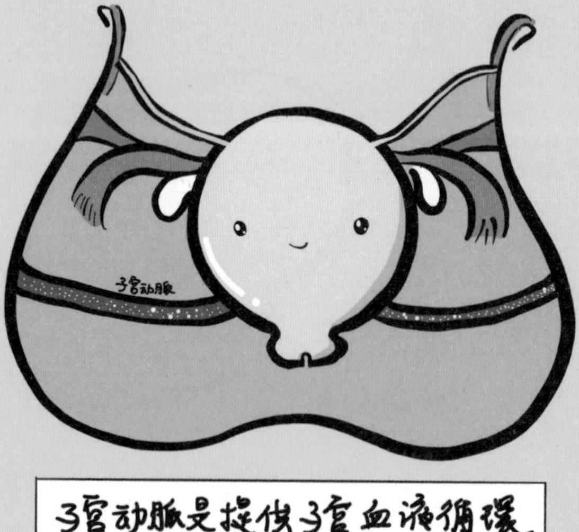

子宮動脈是提供子宮血液循環

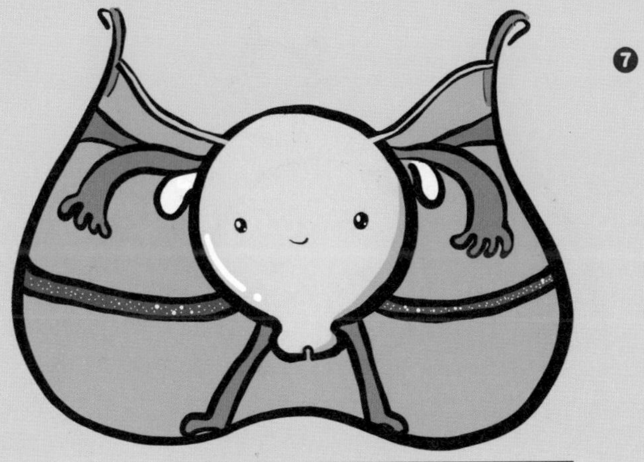

还有一條韌帶像"子宮腳"一樣
把子宮固定在骨盆

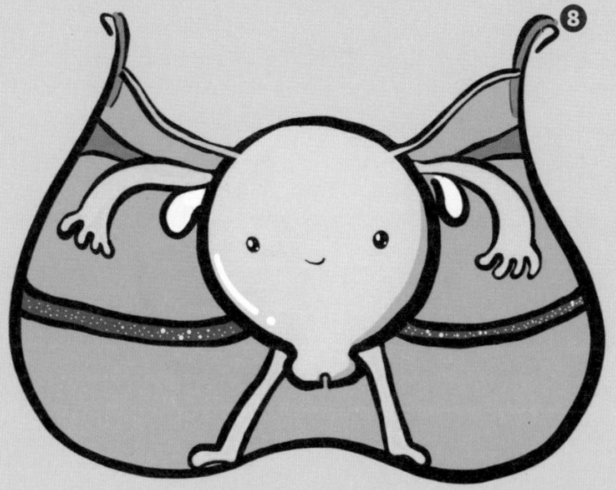

所以平常子宮就這樣安穩の固定在骨盆腔

9

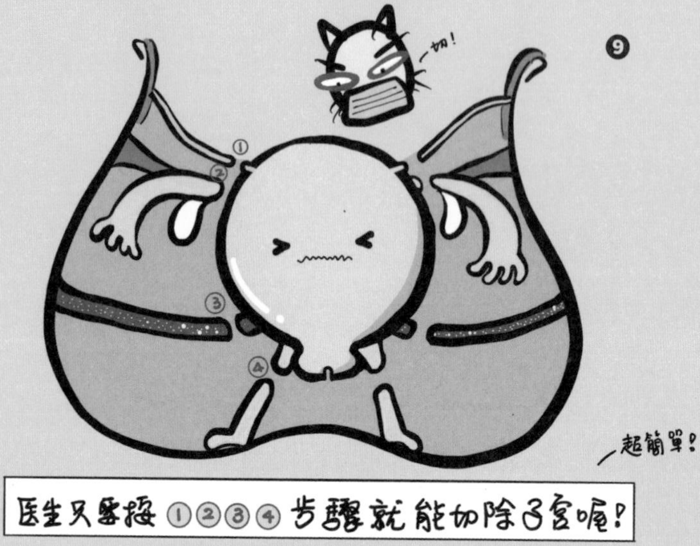

切!
①
②
③
④
超簡單!
医生只要按①②③④步驟就能切除子宮喔!

10

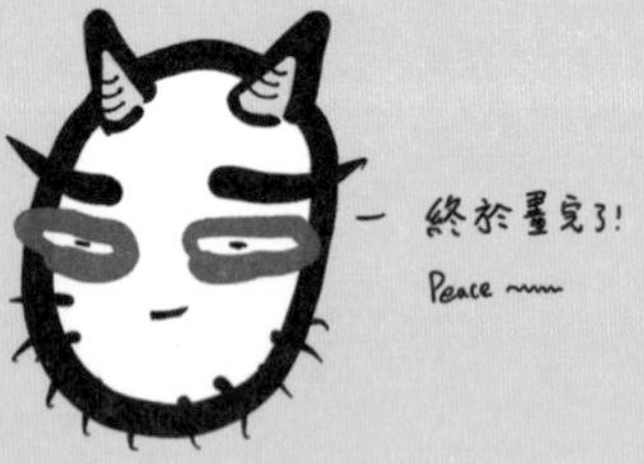

完

子宮頸閉鎖不全反覆流產怎麼辦？

❶

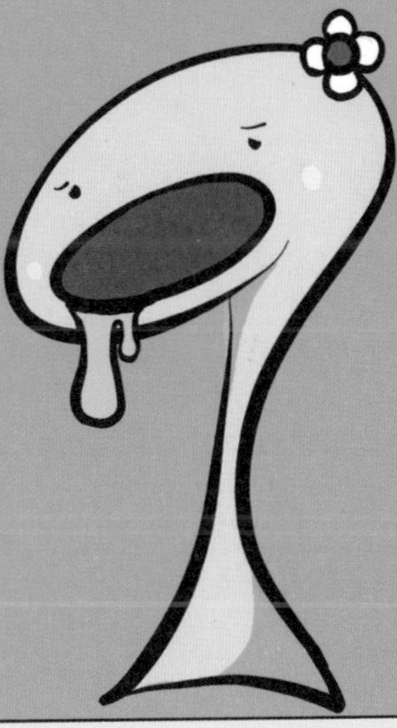

什麼是子宮頸閉鎖不全

❷

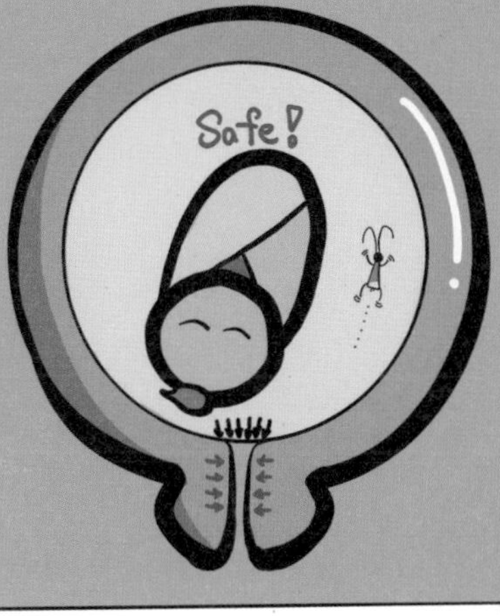

子宮頸可以鎖住胎兒
不讓胎兒溜出子宮腔

懷孕中…

③

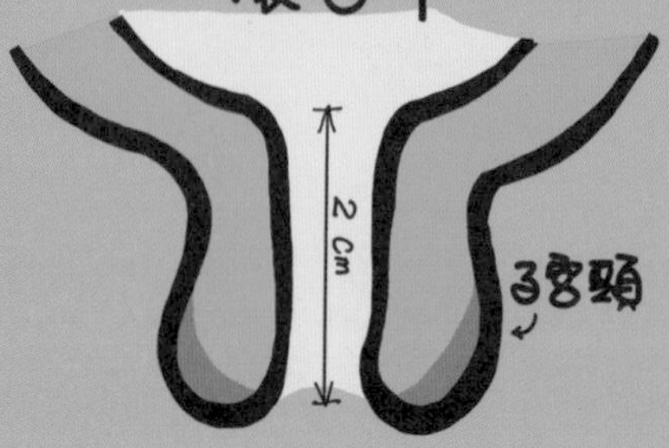

懷孕中子宮頸長度要2公分以上
才比較安全

④

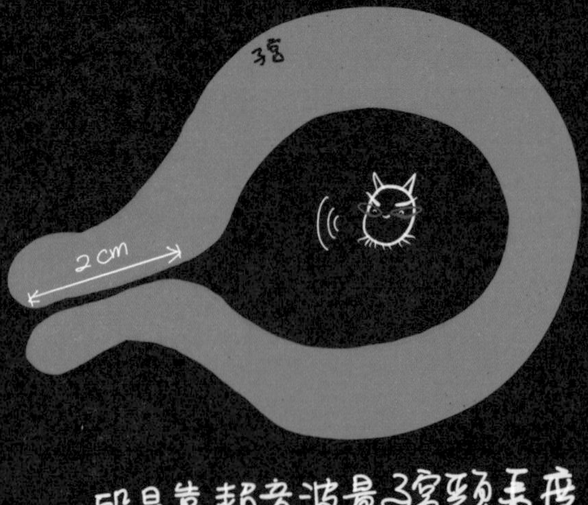

一般是靠超音波量子宮頸長度

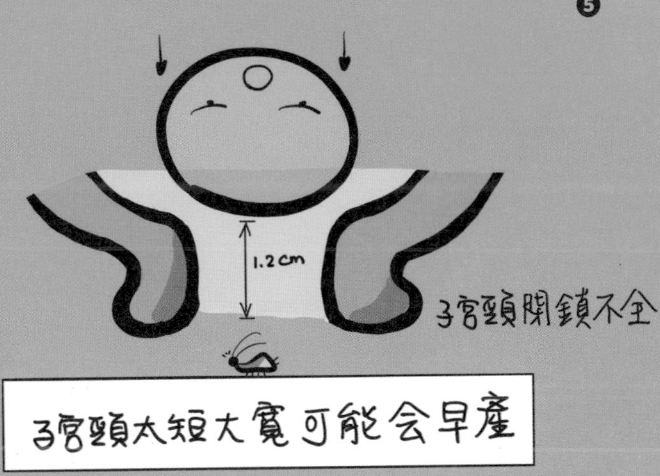
5
1.2cm
子宮頸閉鎖不全
子宮頸太短大寬可能会早產

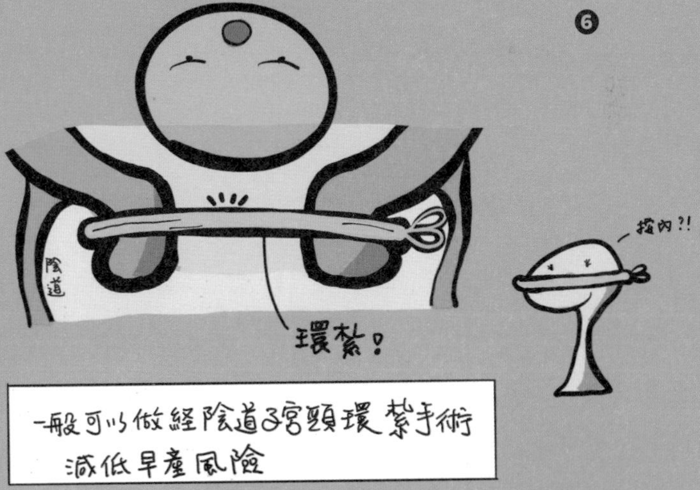
6
陰道
環紮!
控肉?!
一般可以做經陰道子宮頸環紮手術
減低早產風險

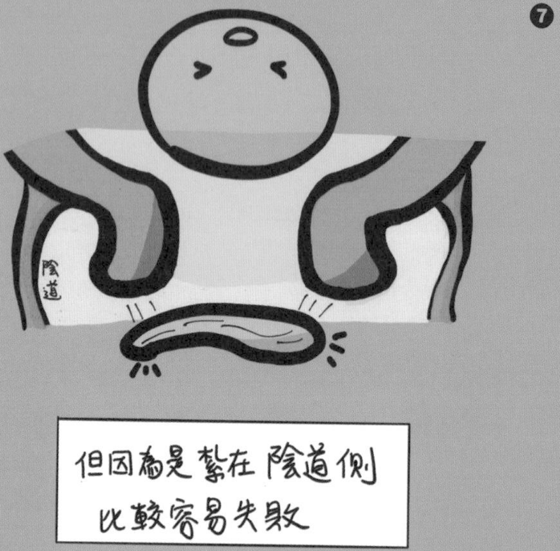
7
陰道
但因爲是紮在陰道側
比較容易失敗

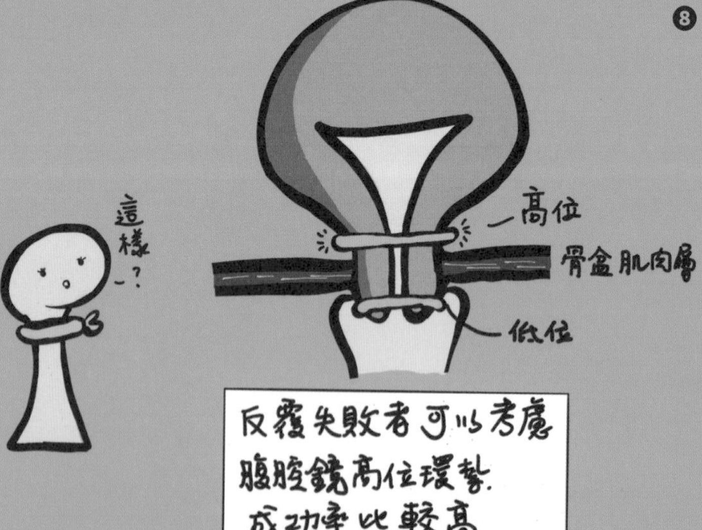
8
這樣~?
高位
骨盆肌肉層
低位
反覆失敗者可以考慮
腹腔鏡高位環紮
成功率比較高

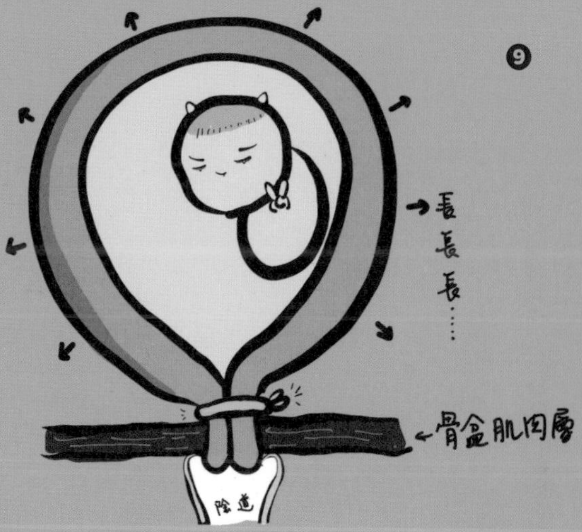

高位環紮怎樣都不会滑掉

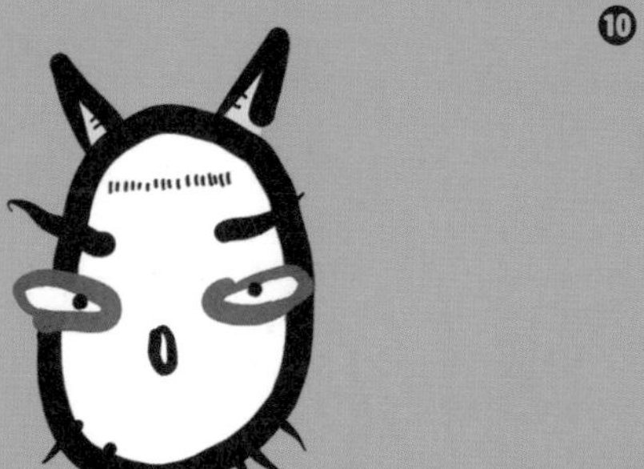

選一个適合的方式處理
一樣可以開心懷孕

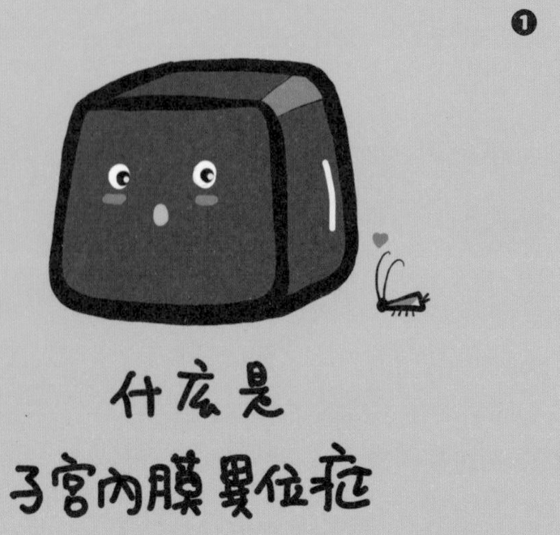
❶
什庅是
子宮內膜異位症

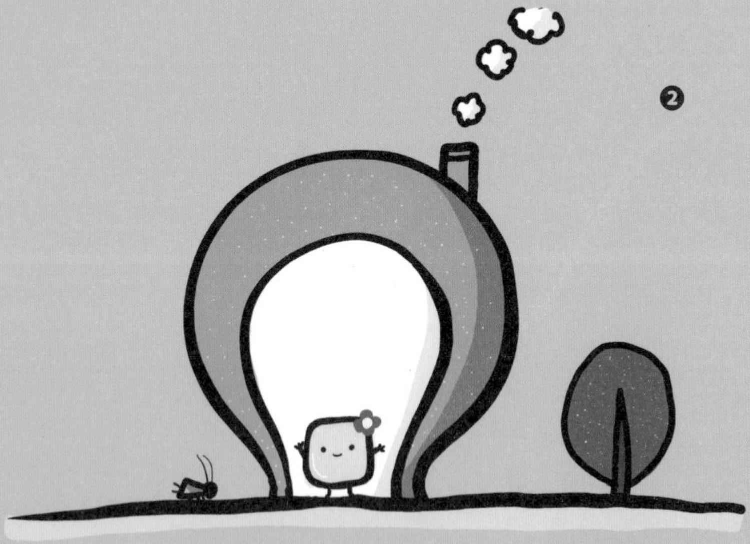
❷
正常的子宮內膜是住在子宮裡面

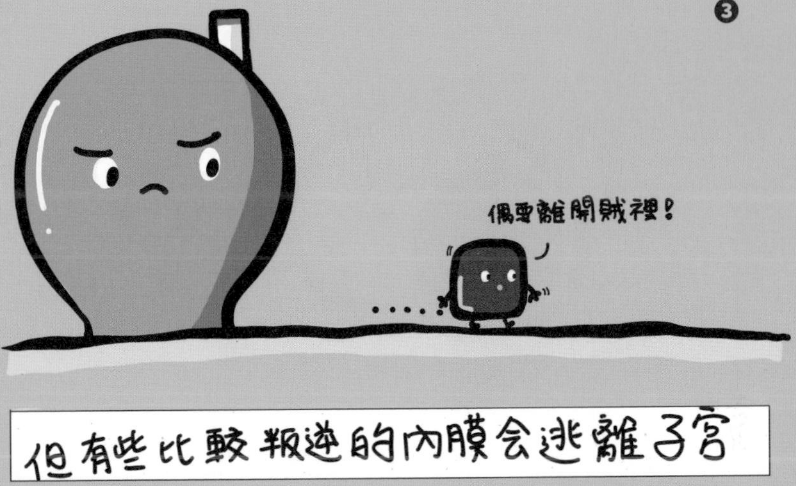
3
偶要離開賊裡!
但有些比較叛逆的內膜会逃離子宮

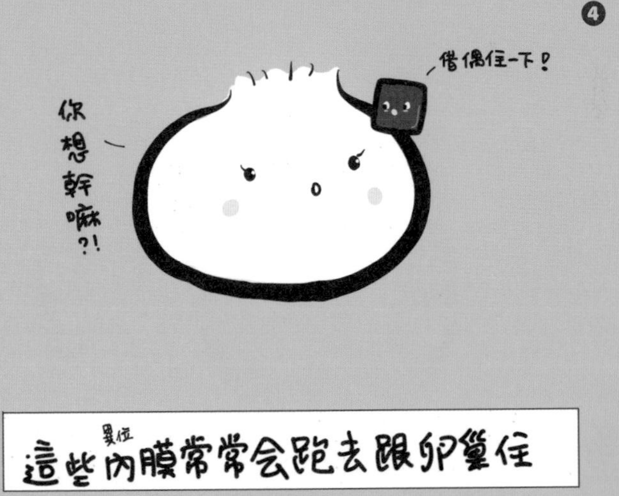
4
借偶住一下!
你想幹嘛?!
這些異位內膜常常会跑去跟卵巢住

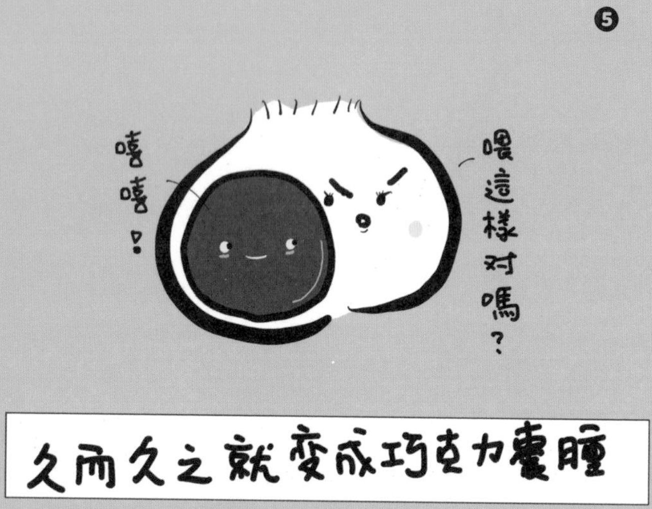
5
嘻嘻！
喂這樣对嗎？
久而久之就變成巧克力囊腫

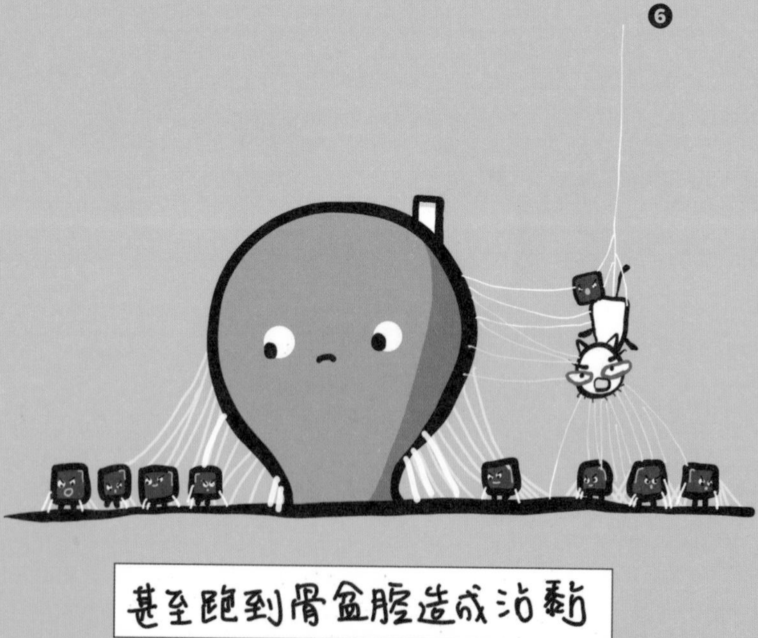
6
甚至跑到骨盆腔造成沾黏

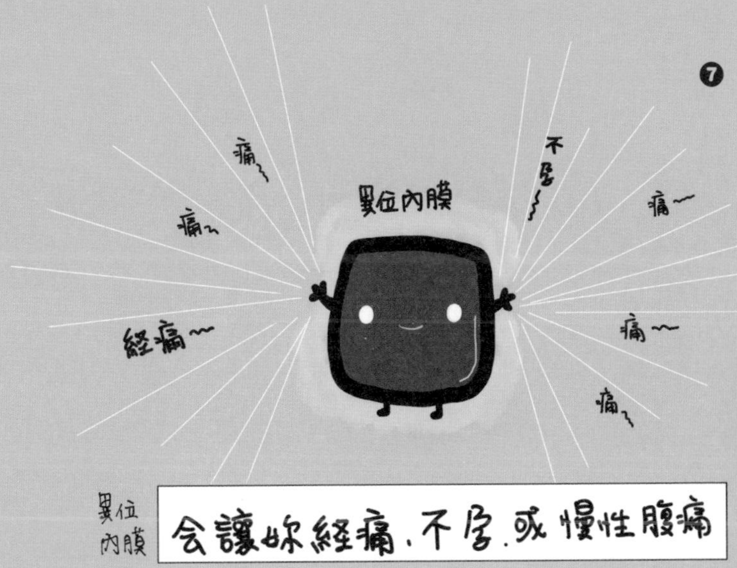
痛~
痛~
経痛~~
異位內膜
不孕~
痛~~
痛~~
痛~
異位內膜
会讓妳経痛、不孕、或慢性腹痛

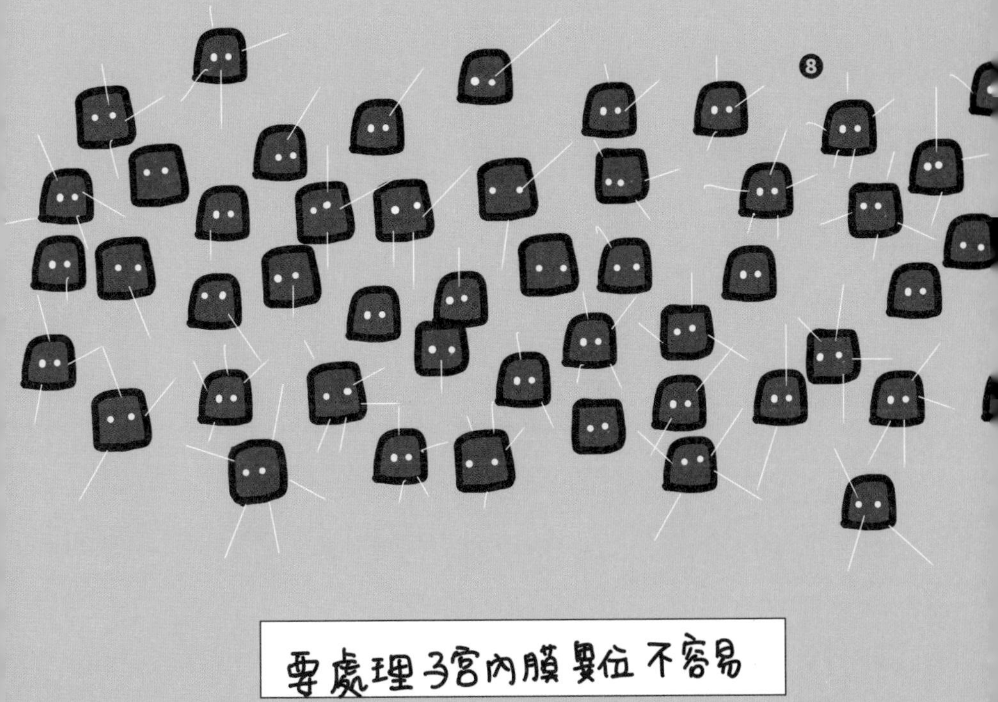
要處理子宮內膜異位不容易

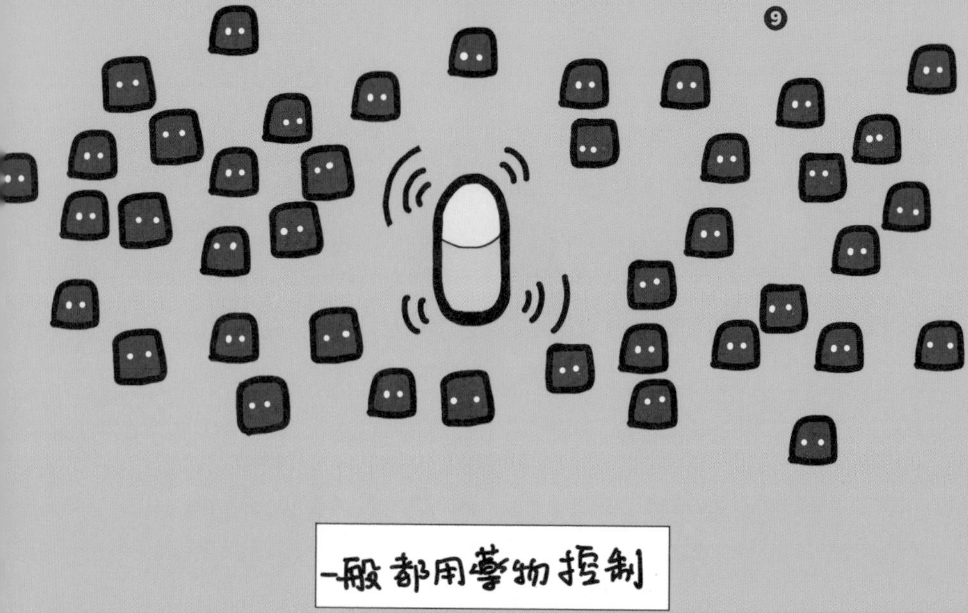
9
一般都用藥物控制

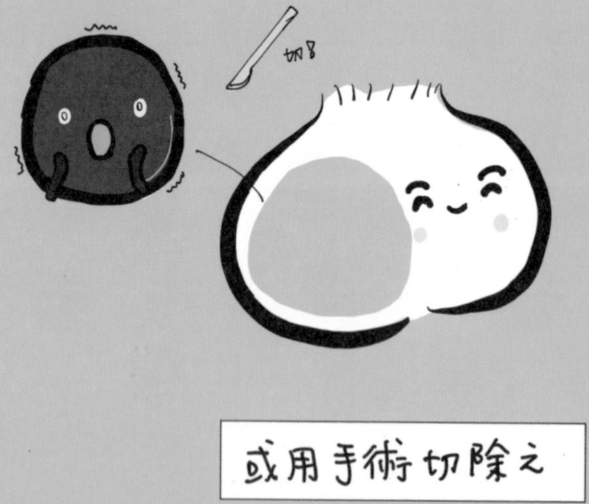
10
切!
或用手術切除之

11

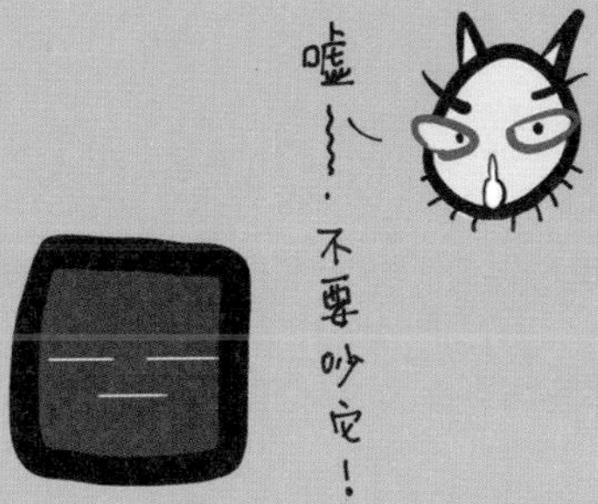

如果沒症狀，可以和平相處喔！

什麼是植入性胎盤？

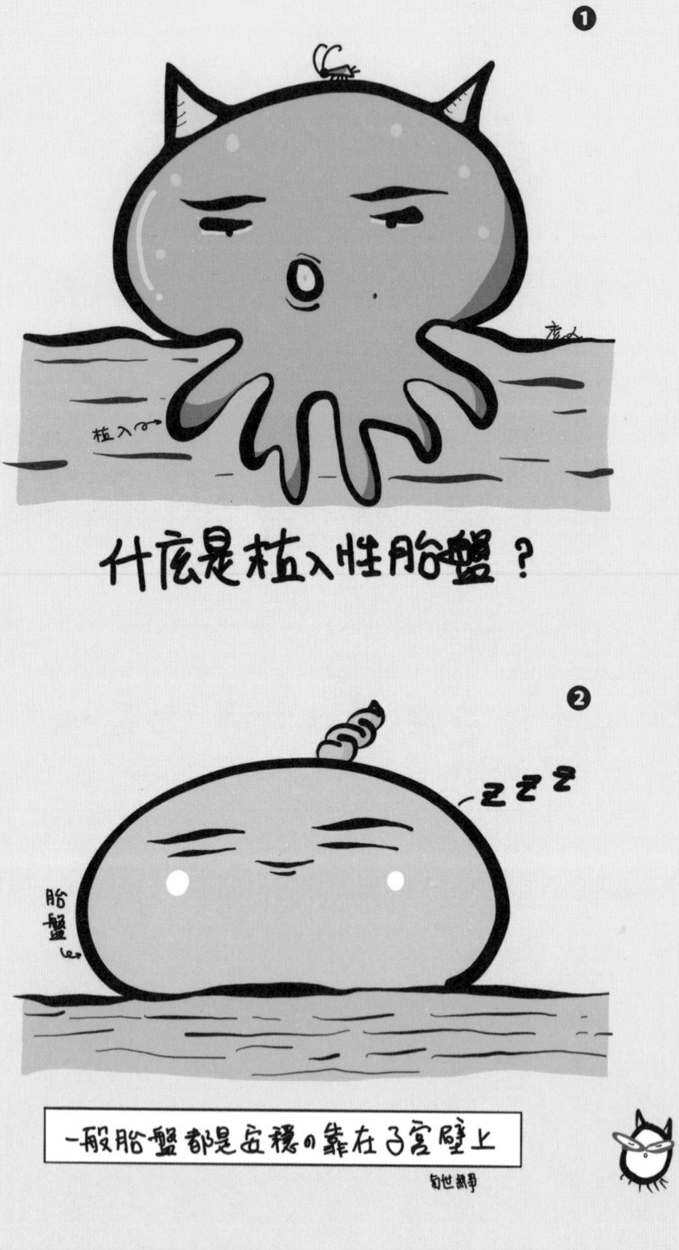
❶
植入
什麼是植入性胎盤？
❷
zzz
胎盤
一般胎盤都是安穩の靠在子宮壁上

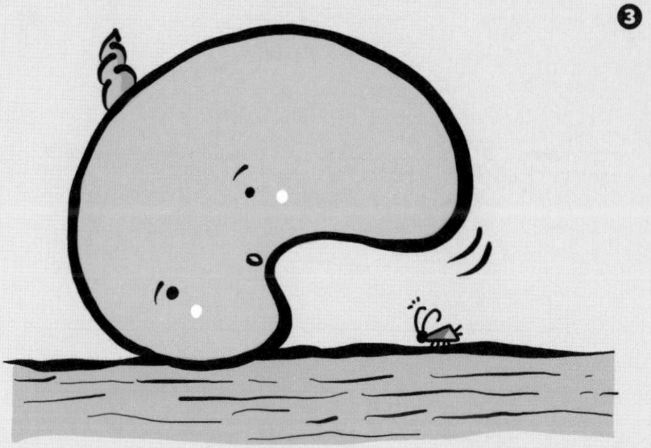

生完小孩一般就会自动剥離

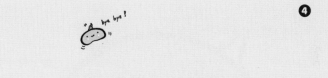

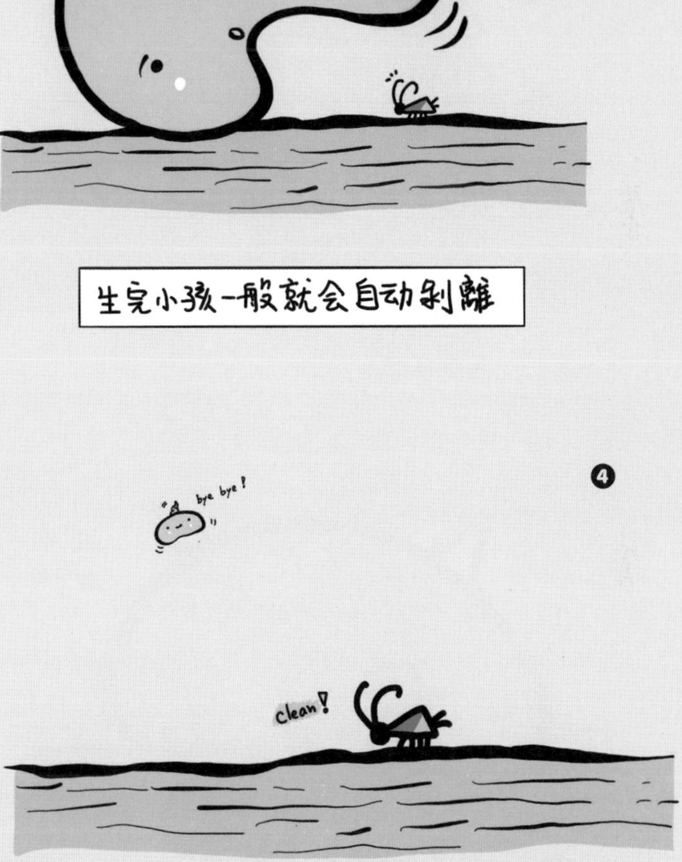

一般不会有残留造成後遺症

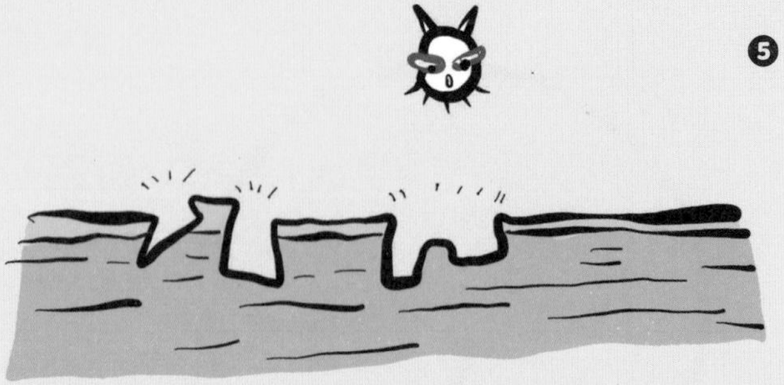

子宮內膜下の傷口是造成植入の原因

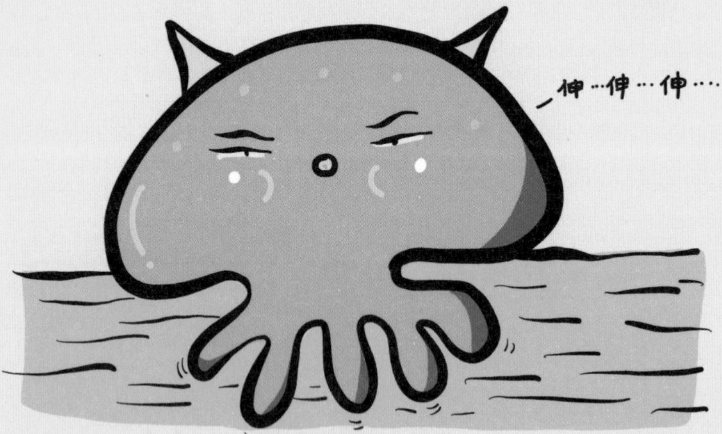

植入性胎盤 会嵌入子宮壁

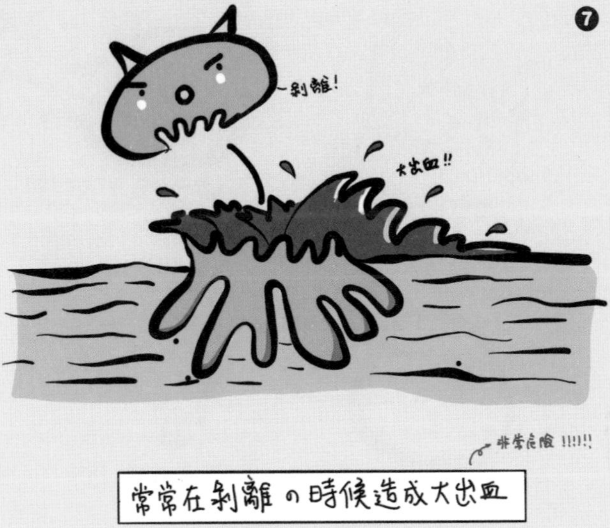
7
剝離!
大出血!!
非常危險!!!!!
常常在剝離の時候造成大出血

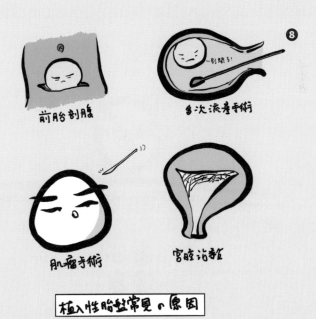

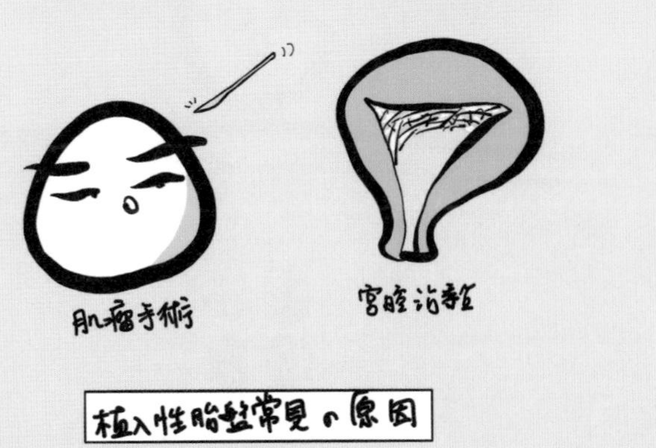
8
剝開了!
前胎剖腹
多次流產手術
肌瘤手術
宮腔沾黏
植入性胎盤常見の原因

❾

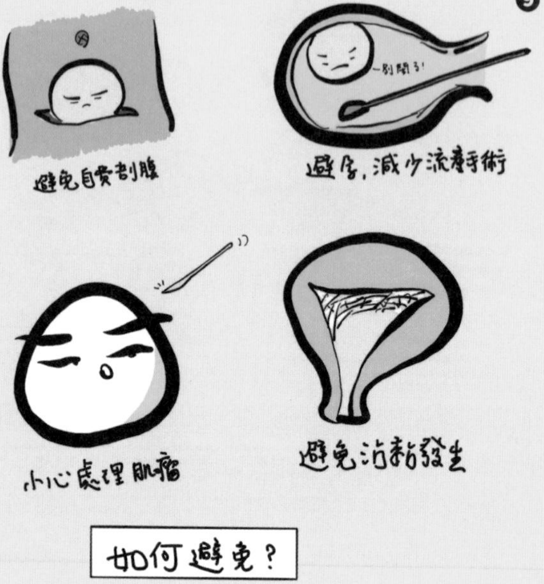
避免自費剖腹
避孕，減少流產手術
小心處理肌瘤
避免沾黏發生
如何避免？

❿

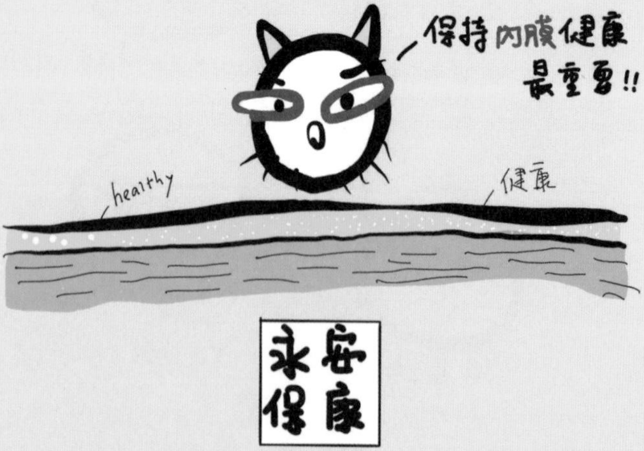
保持內膜健康
最重要!!
healthy
健康
永保安康

❶

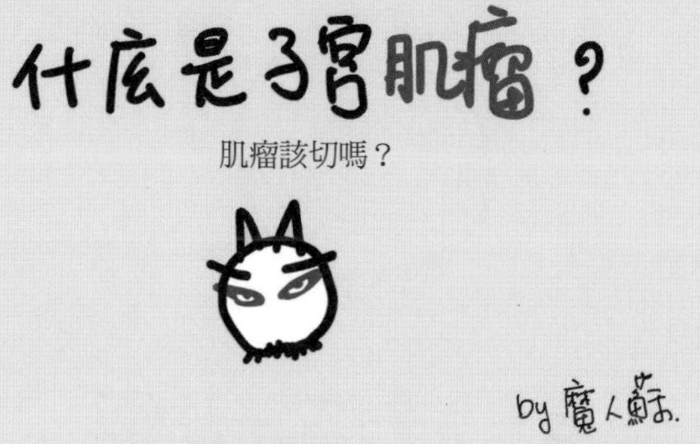
什麼是子宮肌瘤？
肌瘤該切嗎？
by 魔人蘇.

❷

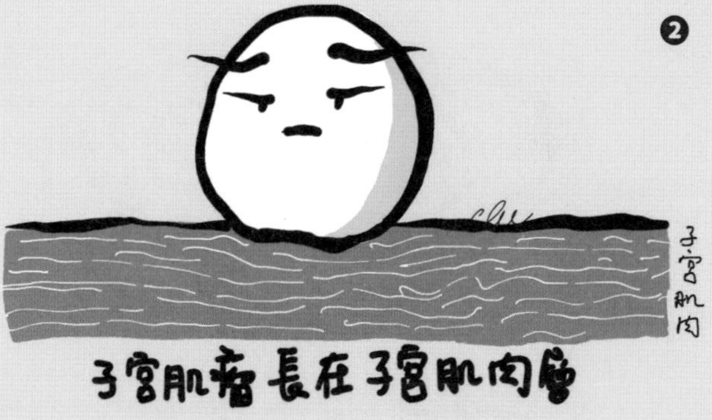
子宮肌肉
子宮肌瘤長在子宮肌肉層

❸

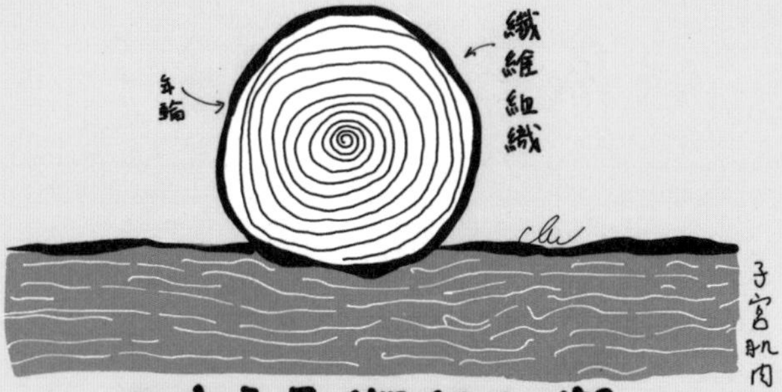

它其實是纖維組織

❹

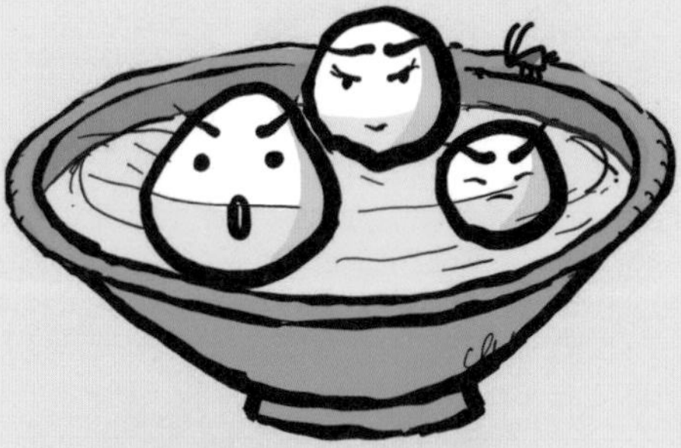

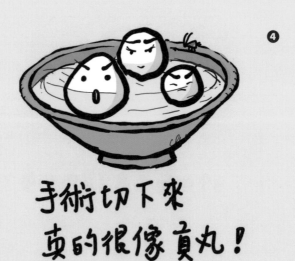

手術切下來
真的很像貢丸！

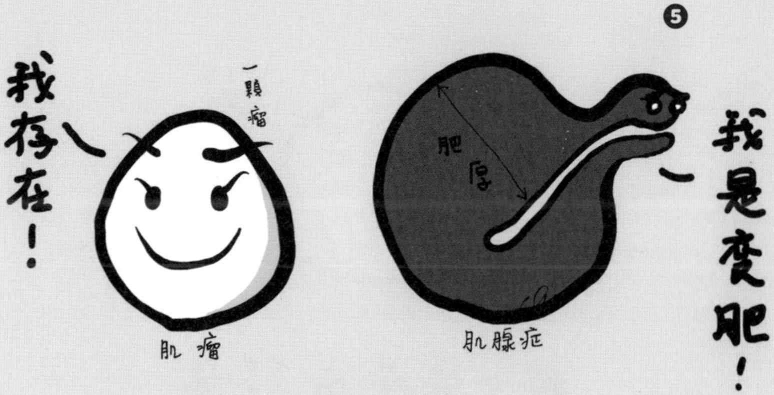

肌瘤跟肌腺症不一樣

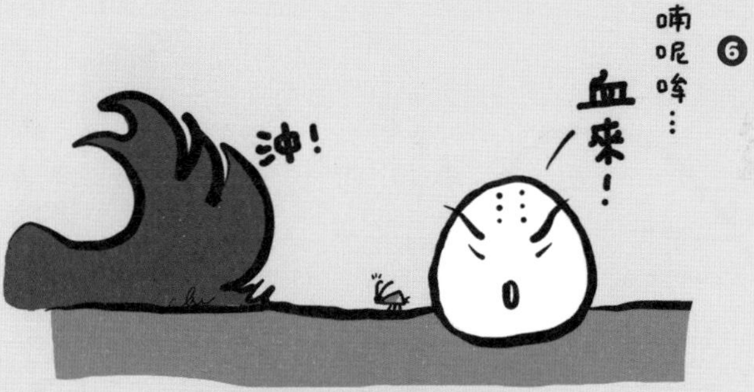

肌瘤主要是造成
月經過大．貧血．

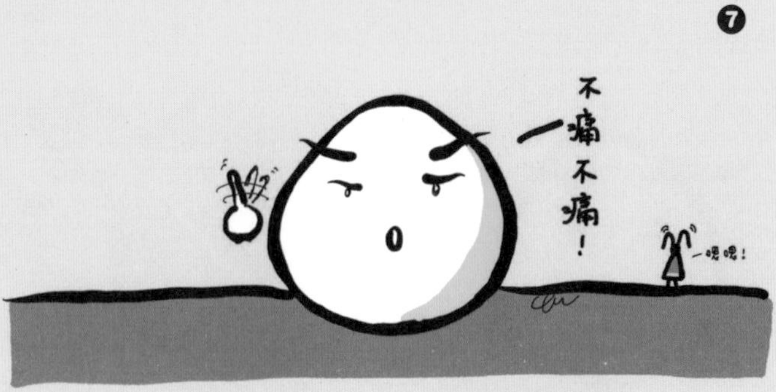

很少会造成經痛

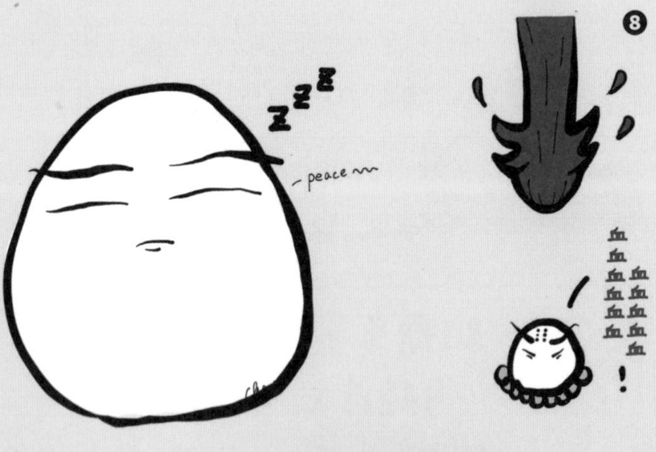

大小不是肌瘤治療因素

反而是症狀！

9

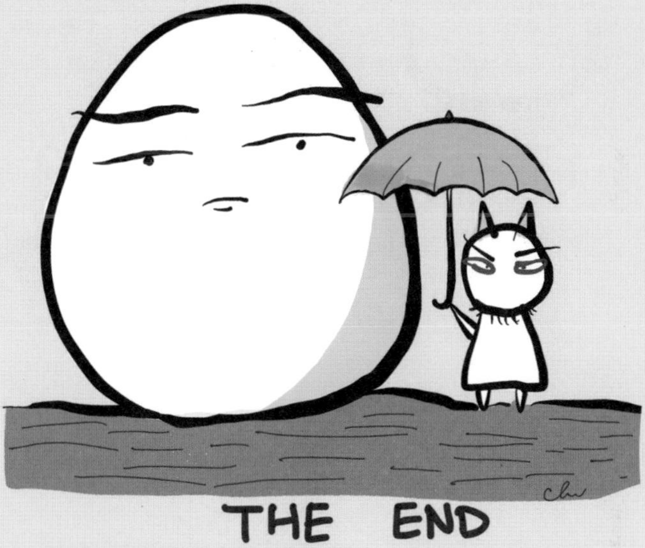

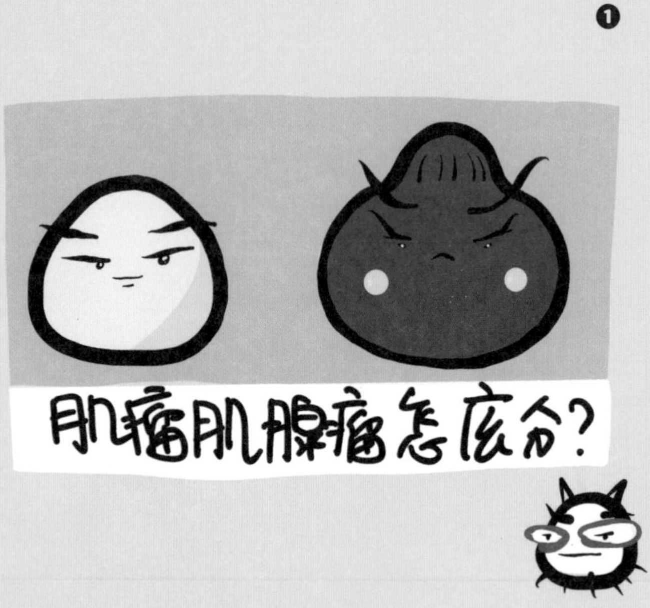
❶
肌瘤肌腺瘤怎麼分？

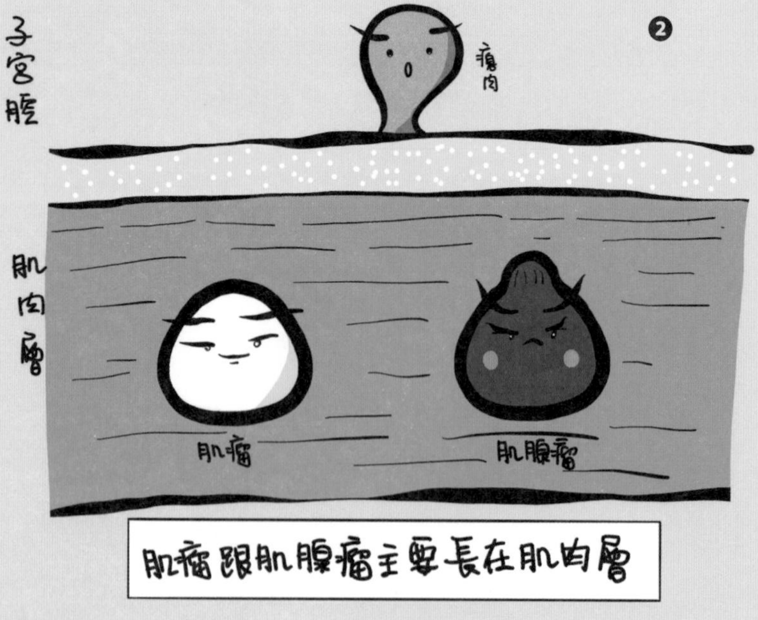
❷
子宮腔
瘜肉
肌肉層
肌瘤
肌腺瘤
肌瘤跟肌腺瘤主要長在肌肉層

❸

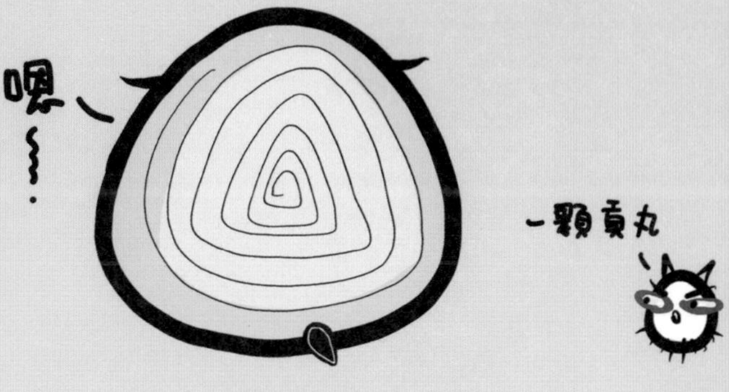

肌瘤是一种纖維瘤，用「顆」算の

❹

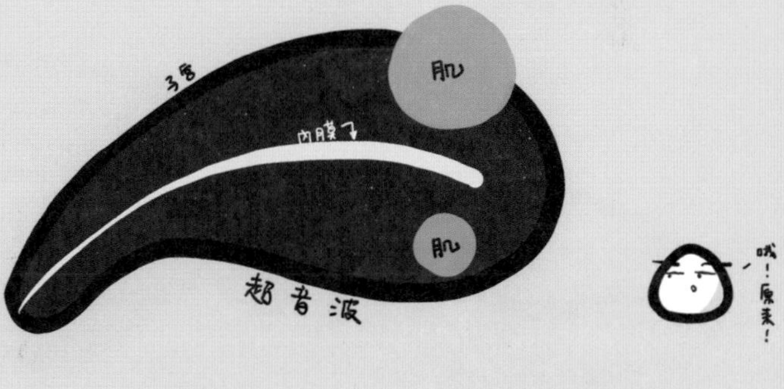

肌瘤超音波下会看到灰色の圓球

5

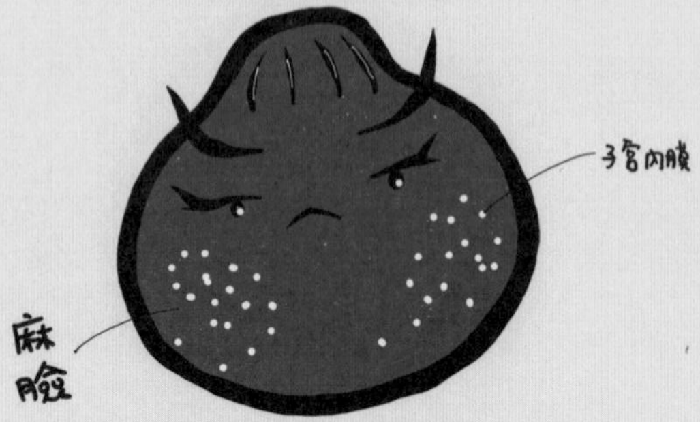

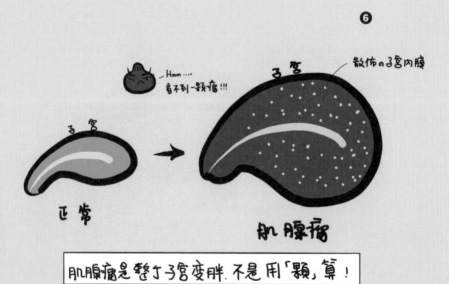

肌腺瘤是子宮內膜散佈在肌肉層

6

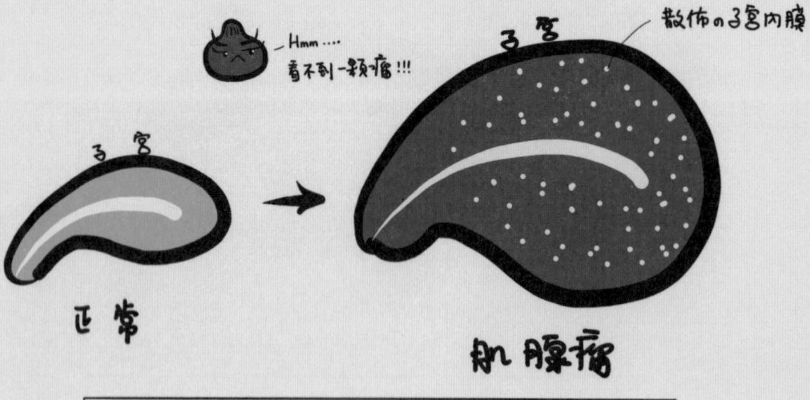

肌腺瘤是整个子宮變胖. 不是用「顆」算！

❼

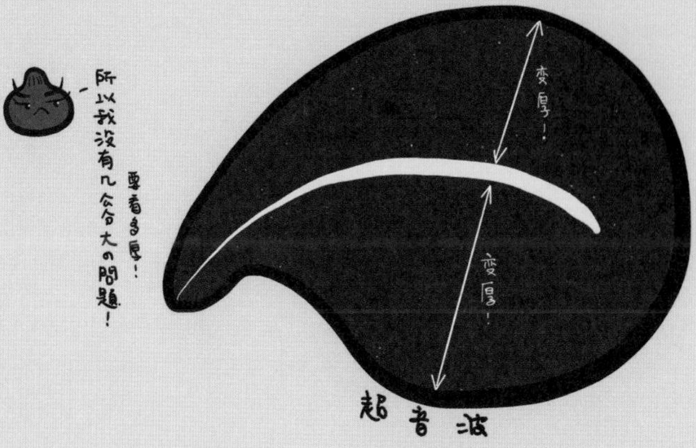

超音波下主要是看肌肉層是否变厚

❽

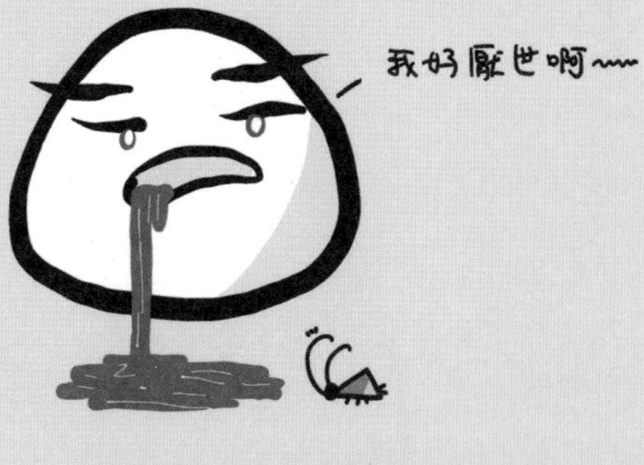

肌瘤主要以出血表現

有一種沾黏是在肚子裡的沾黏

有一種沾黏是在肚子裡的沾黏，有一種沾黏是子宮腔裡的沾黏，兩者不一樣喔！

❶

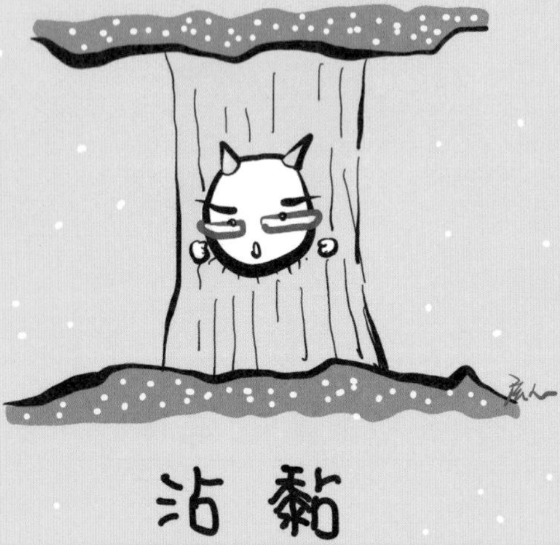

❷

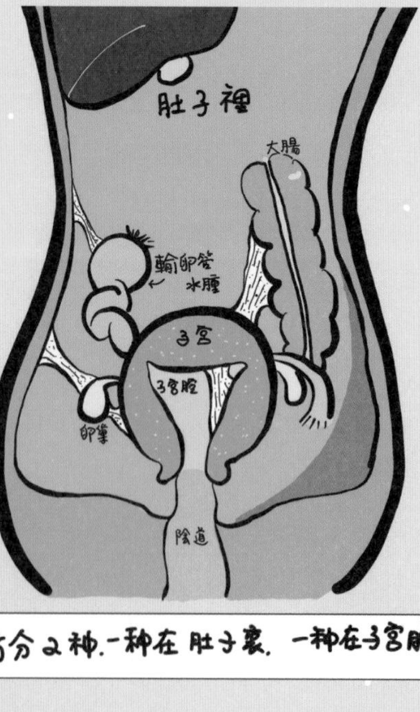

沾黏分2种.一种在肚子裏.一种在子宮腔

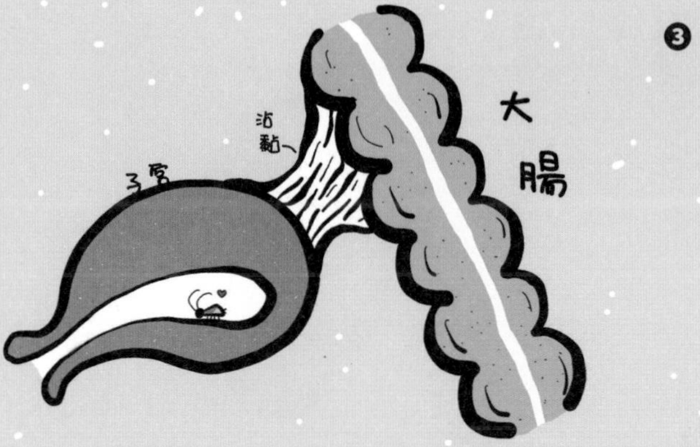

大部分肚子裏の沾黏都没有症狀

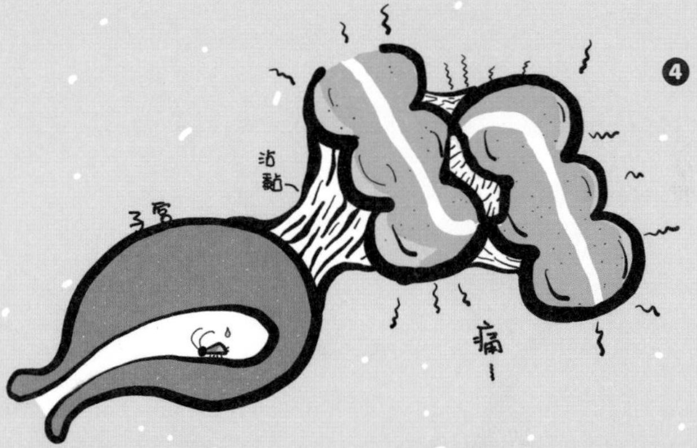

嚴重沾黏才会造成腹痛

❺

特别の沾黏会造成輸卵管水腫

❻

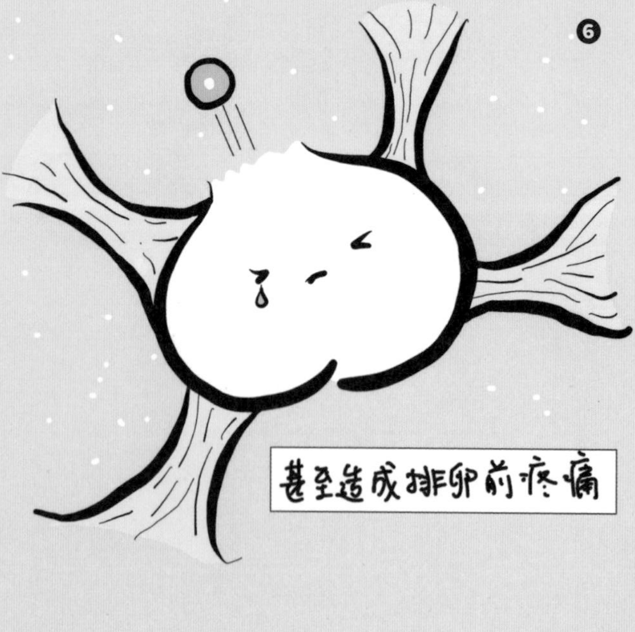

甚至造成排卵前疼痛

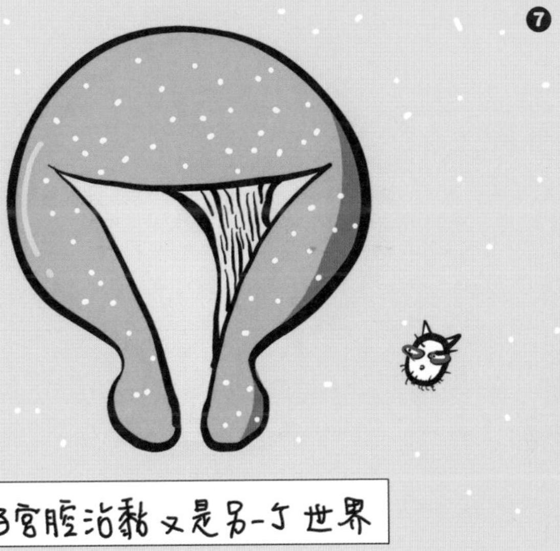
子宫腔沾黏 又是另一个世界

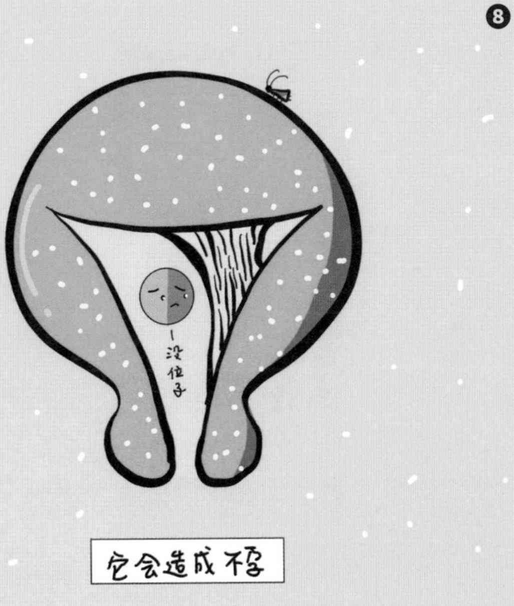
没位子
它会造成不孕

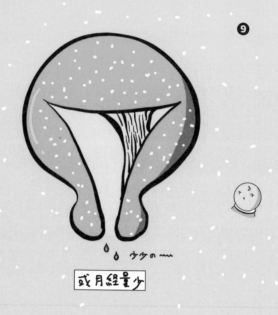

9
少少の～
或月經量少

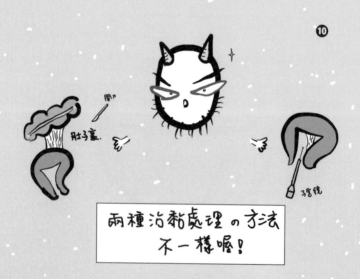

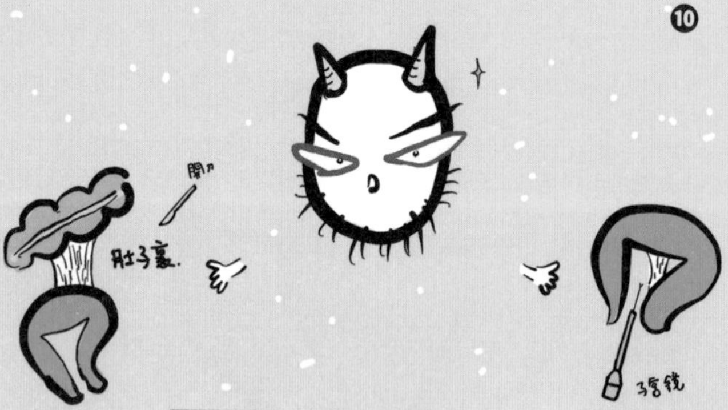
10
開刀
肚子裏
子宮鏡
兩種沾黏處理の方法
不一樣喔!

切子宮後上面的臟器會垂下來嗎？

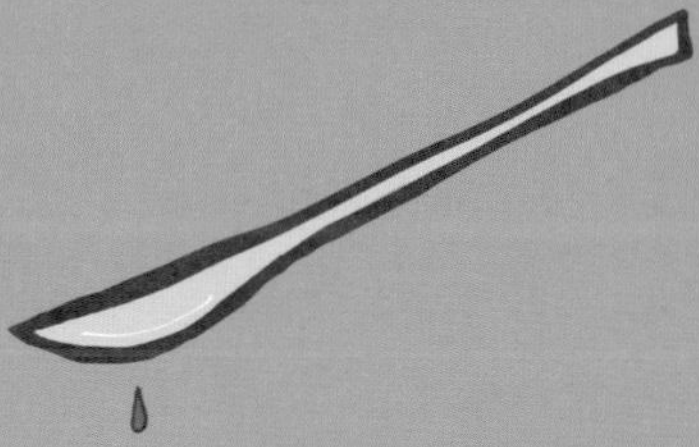

切子宮臟器会掉下來嗎?

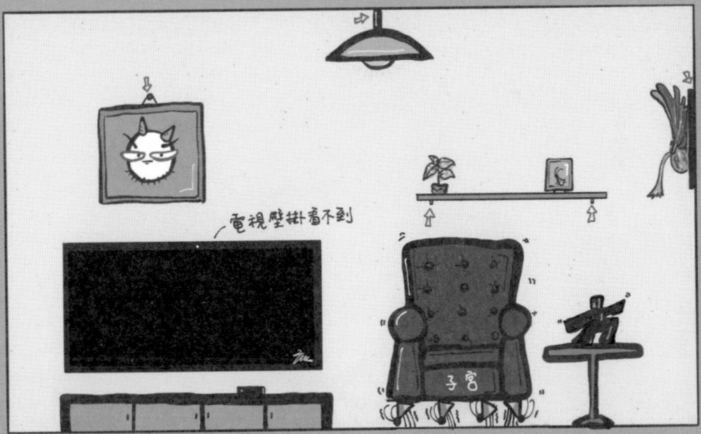

子宮切掉 電視不会掉下來

你家の会嗎?

❸

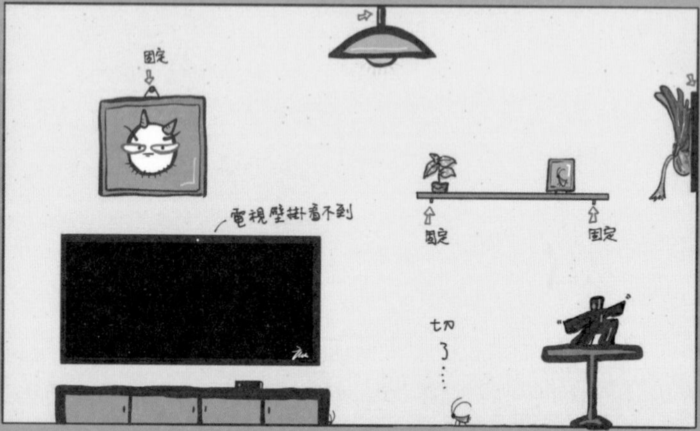
固定
電視壁掛看不到
固定
固定
切了……

就是搬走子宮而已

↳請問有搬过沙發嗎?

❹

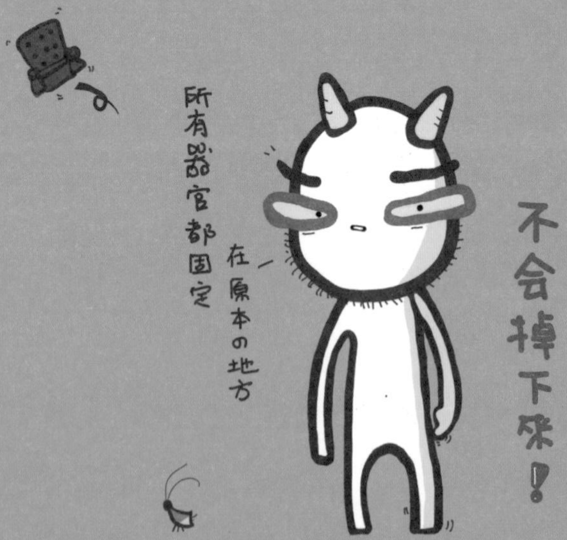
所有器官都固定
在原本の地方
不会掉下來!

Part 2
婦科衛教

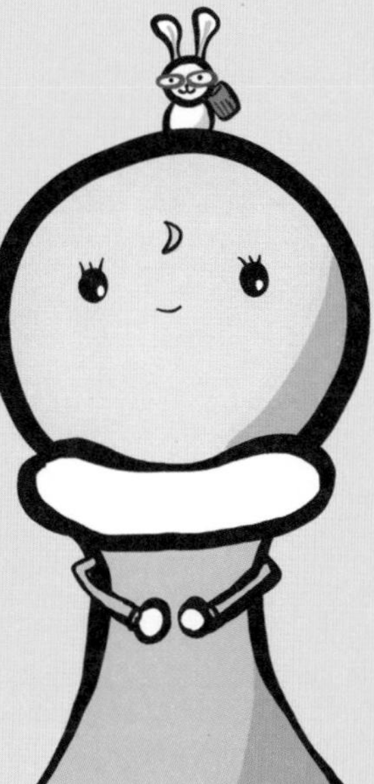

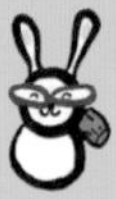

硬式與軟式子宮鏡的差別

今天來聊聊硬式與軟式的子宮鏡好了。

很多人都會來問我，我是不是做軟式子宮鏡，我都說小弟已經改成硬式子宮鏡很多年了。

讓我慢慢說明原委……先講一下我做子宮鏡的歷程好了。

十幾年前，我一開始學習做子宮鏡的時候，老師們都教我做軟式的子宮鏡，而且每個患者都需要放鴨嘴。那些年我觀察到一個現象，其實檢查本身不太有感覺，常常都是放鴨嘴的不舒服，就跟做抹片檢查一樣。大部分的女性來檢查都是因為鴨嘴而痛苦恐懼，實在不太忍心……後來我出師兩三年以後，發現其實軟式子宮鏡有技巧可以不太需要放鴨嘴。因此我那個階段已經練就成，八、九成的檢查即使不放鴨嘴，都能完成軟式子宮鏡檢查，甚至連處女也沒有問題。

這時候我才發現，一個檢查技術的是可以進步改進的，即便書上沒有寫。

因此我開始設法優化子宮鏡檢查的準確率、舒適度，並發表論文。

那時候我發現子宮鏡有幾個問題：

1.有時候子宮腔有黏液、血漬，灌水進去會糊成一片。

2.有些人子宮彈性比較差，稍微水壓高一點就會造成子宮收縮，會感覺不舒服。

因此我希望能夠讓子宮鏡變成：

1.畫質解析度上升至ＨＤ高解像度。

2.百分百不需要鴨嘴。

3.希望能有進出水設計，可以洗乾淨子宮腔。讓檢查視野不再像霧裡看花。

4.進出水系統是恆壓的，子宮腔內的水壓維持恆定，可以確保子宮不會因為灌太多水而造成壓力太大而脹痛。

這些的改變都是希望讓病人檢查更舒適、檢查結果更準確。而硬式子宮鏡設備可以做到以上的要求。

軟式與硬式最大的差別在於：

1. 是否需要鴨嘴。
2. 清晰度、解析度的差距。

所以為了讓病人檢查的時候更舒適、檢查更清楚，非用硬式子宮鏡不可。

這七、八年，我把子宮鏡當生命的一部分來做。越做越專精，可以肉眼判斷是否為癌症、可以不麻醉做瘜肉切除、沾黏分離、子宮中隔切除等。

本來都只是默默的耕耘，優化子宮鏡檢查這門學問、寫論文。直到有一天在國際會議上，一個西班牙醫師拿著我的論文來問我……

「請問你是這篇論文的作者嗎？」

我點點頭。

從那天開始，我就變成世界子宮鏡大會的成員，負責教課、訓練、分享我的子宮鏡判讀規則SOP。然後一起寫了一本原文的子宮鏡教科書。

所以我一路走來的感想是，如果在乎病人的感受與需要、在乎這門學問，醫生就不會是千篇一律，二十年如一日的在看病。理論上會找出當前醫學的盲點，然後設法改進，讓患者能享受醫學的進步成果。

再講一次軟式與硬式的差別：

1. 新的概念全世界都用硬式的子宮鏡了，視野清楚、恆壓系統、不太會脹痛。
2. 軟式、硬式都不用麻醉，疼痛感都很低。
3. 硬式子宮鏡可以直接做簡單的手術，軟式無法。

以上報告。

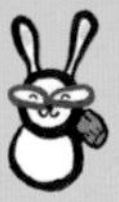

做試管前要不要做子宮鏡？

最近看兩個患者，都是連續兩次試管嬰兒失敗的，被轉來我這兒看子宮鏡。

她是一個很開朗的女生，而且是逆來順受型的。每次來看我的門診都是全場最開心的一個人。她來看診的時候，我那天的心情都會特別的好。

她來看我之前已經兩次試管失敗，後來才發現有子宮中隔，在大醫院（而且是很大的醫院）做了兩次子宮鏡中隔切除手術，這回來我這處理，我看了子宮鏡後，她的子宮還是有一個長長的中隔。

前面兩位手術的醫生說，擔心會切穿子宮所以只能這樣了……

我用子宮鏡冷刀中隔切除，病人在清醒的狀態下做切除手術，這樣能剛剛好切到肌肉層旁，而且絕對不會切穿。

做完以後每兩週的回診檢查，她都非常的樂觀，有說有笑，雖然能感覺得出來她非常想要一個小孩，但她完全沒有焦慮的情緒，很坦然的面對自己的問題。

或許是她的心態的關係、或許是冷刀的關係，她恢復的速度奇快，一般人要花六週時間恢復的。她四週就完全長好組織了。

更令人振奮的消息是，她後來的試管成功懷孕了！吉人果然有天相！

另一位朋友是試管失敗幾次以後，發現子宮腔原來是沾黏的。在大醫院做一次子宮鏡沾黏分離手術以後，三個月後看子宮鏡，依然是沾黏⋯⋯

來到我這改用我的方法：

1. 要生育的強烈建議避免用電燒器械。
2. 做完子宮鏡手術，必須每兩週複診子宮鏡一次，若造成沾黏，必須在沾黏未成氣候的時候處理掉，不然三個月後再看常常發現是白做。

這樣複診兩次下來沾黏改善了五〇％，但還有進步的空間，我跟她仍繼續努力中⋯⋯希望能在兩個月左右解決這個問題。

總結：

1. 花大錢做試管前，子宮鏡檢查是必須，甚至植入前，我會再看一次。
2. 如果子宮腔發現有問題，不建議用電燒，清醒下做冷刀手術，或許對想生育的婦女能提供一個精緻的客製化治療。

再來，不孕相關的治療需要的是溝通、溝通、再溝通。了解醫病之間的問題與立場。成功率才會提高。所以又是回到我的核心理念。醫病還是要先花時間醫心，心好了，病才能真正的從體質上有改變。

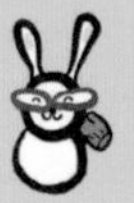

要求醫療SOP看病不完全代表SOP是最好的治療

有些時候SOP的訂立是希望能讓治療可以標準化，讓大家可以預知病人的預後，讓醫師能夠規畫整套的療程，讓成功率上升。

比如說子宮頸癌前期病變，在全世界已經有一套完善的治療SOP。全世界的醫師只要照它的SOP走。依樣畫葫蘆，鮮少人會醫不好，也不會變成癌症。

但並不是每種疾病都要照SOP才能達到最佳的治療效果。不孕相關的問題，常常不能走SOP。因為每個不孕的朋友，他們的問題點常常都是獨一無二的，即使問題的診斷是一樣的。但嚴重程度、其疾病些微的差異、想要選的懷孕方法，常常會讓處理的方針完全不一樣。照SOP的通則做，反而會讓懷孕率無法最大化。這就是醫生醫術差異、治療巧妙之處。

舉個例子：一個是處理子宮腔沾黏的案例。

一般醫師處理沾黏就是安排子宮鏡手術，麻醉下用電刀處理沾黏。做完，比較認真的醫師會在手術結束以後做預防沾黏的處理。然後就是回門診追蹤。一～三個月後看看是否還有沾黏。因為一般子宮腔沾黏其復發的機率文獻上記載大概是十～五〇％不等，端看當初沾黏的嚴重程度而定。因此手術完追蹤，發現沾黏又再次出現，也不是什麼稀奇的事，因為按文獻就是有再沾黏的可能。

以上的治療方法就是按通則，按SOP的概念做治療的概念，大家已經可以預期到再沾黏的風險，因為這疾病已經被探討過了。治療已經標準化。

然而一個為了不孕、為了生育的患者來求診，不是要對一個通則、一個既定的結果認命。如果要認命、接受不孕的事實，就回家做自己不就好了。如果要來看不孕就是希望能靠醫學把懷孕率做到最大化。

因此面對子宮腔沾黏的案例理論上就不能靠通則，因為這樣很難幫到大家。這種治療需要做很多修正才能讓懷孕率最大化。

比如說：

1. 捨棄電燒，改用冷刀。這可以把手術的熱效應降到最低，讓組織傷害降至最低。

2. 沾黏分離到恰到好處，這樣就是要避免切超過、切到子宮肌肉層，因此這種手術不能麻醉。不麻醉又要不痛，手術的器械選擇、醫生的技巧、醫生手的穩定性、手術的手感就要提高非常、非常多。不是每個人都做得到。

3. 再來要按照每個患者不一樣的沾黏情況，評估每個人的沾黏復發率，然後在沾黏復發以前，或剛形成的時候就預先處理，不再是按標準等一～三個月後「再看看」是否成功，那時候如果發現再沾黏，就有點來不及、認命了。不孕的處理不能「再看看」，不孕的治療需要緊迫盯人，需要吹毛求疵的在乎每個細節，才能有機會。

醫師用這種客製化的概念做沾黏分離手術，才能讓每個來做沾黏手術的病人，有最高的成功率。

沾黏分離手術是一種重建手術，它不是一個「手術」而已，發揮到極致的時候，我常常覺得已經到藝術的境界了。在術中評估一些細微、微不足道的組織差異，判斷哪些是正常組織要保留、哪些是沾黏組織要切除，怎樣的組織型態表示內膜正在快速修復，怎麼樣的組織型態表示內膜不再修復，沾黏頑強復發。都是要有一個「龜毛的心」，才能把它推至超越手術的境界。用這種態度才能有機會讓每個來的不孕婦女，重新擁有一個可以懷孕的子宮腔，而且只是「有最大機會」而已。可見沾黏議題的複雜度，不是按標準治療方針可以滿足大家的需求。

這種事需要讓「醫學不只是醫學」才能化腐朽為神奇。

這也是為何患者、同業常常問我，為何我講的做的跟其他醫生不太一樣。

因為我把每個人當作那一個「唯一」在看待。就好像拿起畫筆在畫版上塗鴉。應該不會有個畫家在畫完以後再看看畫得好不好看吧。有天分的畫家，拿起畫筆就可以渾然天成一個美麗的畫作。不是嗎？

體重還是跟子宮內膜癌有密切相關

這是一個好幾年前的患者，三十四歲吧，未婚。沒月經的時候一直有斷斷續續的出血，好一陣子了。我們的婦科癌症的醫生切片以後確認是子宮內膜癌。

這癌症標準治療是要子宮卵巢都要切除的。但患者還沒結婚，人生才剛開始不久。她的主治醫師就請她來看看我，研議是否有機會找到一個方法，能留下子宮，切除癌症。過去為了生育需求，子宮內膜癌要能保住子宮，它的保宮率大概就是只有五〇%。原因很簡單，因為過去保宮切腫瘤的方法是用「內膜搔刮」，然後吃高劑量的黃體素。

這樣的方法有幾個問題：

1. 非精準治療，要保留子宮就是要精準切除全部的腫瘤組織。用盲刮的當然失敗率高。

2. 吃高劑量的黃體素會讓體重快速上升，子宮內膜癌就是跟體重有密切相關。當然越控制越胖，越胖越容易復發。

她來看我的時候體重大概有一百一十公斤。我當下滿訝異的是，一個三十四歲的女生，竟然能坦然面對自己的癌症。我一絲絲都感覺不到她的焦慮。十分敬佩。

「醫生，我想結婚生小孩，如果有比較好的方法保留下子宮，我願意配合。不管多辛苦。」

我幫她量身訂做了一個專屬她的治療方針。用子宮鏡定位出所有癌症腫瘤在子宮腔的位置，然後再一一的切除。切完以後裝上密蕊娜，壓制腫瘤再生，再定期做子宮鏡看看那幾個被我定位的地方是否有再發的腫瘤。

這樣來來回回追蹤了快一年，就有些定位的地方，會一直有增生的子宮內膜長出來，切不勝切，雖然範圍越來越小，但還是有春風吹又生的感覺。

有一天我實在受不了了，「妳喔，要減重，不然很難順利控制住癌症。」

「可是我怎麼嘗試都很難瘦下來……」

後來大夥討論的結果，我們決定放大絕，讓她去做胃繞道手術。她同意了。術後三個月，體重降至八十多。半年後，只剩六十七公斤。而且神奇的是，自從體重下降以後，子宮鏡下春風吹又生的無奈已不復存在。

六十七公斤的子宮內膜，是一個工整平滑的子宮內膜，沒有看到有腫瘤再長的跡象。有一天她回來要求拿掉密蕊娜，因為她結婚了打算懷孕。

不知道隔多久，她再出現在我的診間，已經是一個孩子的媽，體重七十公斤左右。回來看子宮鏡，內膜一切正常。

面對問題是解決問題的第一步。以她的例子，造成癌症的核心問題是肥胖。不拆解肥胖的問題，一直用藥物、手術、追蹤，讓癌症不再復發，還不如研議一個最有效率的方法來瘦身比較實在。身體瘦下來，問題少了一大半。一路以來，她的子宮鏡下內膜的變化就是一個很好的客觀佐證。

盼大家能夠勇敢的面對自己！

殘存的胚胎組織在子宮腔裡該怎麼辦？這議題最近詢問的有點多，我講一個以前遇到的一個故事。

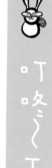

她是一個便利商店的員工，是我每次去買咖啡的便利商店。印象中就是那種比較靈巧機靈有效率的那種店員。每次去便利商店買東西看到她上班我會覺得比較輕鬆，不會煩躁。

有一天她突然出現在我的診間，手上拿著一個轉診單。

「人工流產後的殘存胚胎合併子宮腔沾黏，盼幫忙處理殘存胚胎跟沾黏。」她的醫生是這樣寫的。

我看到她，有點不太好意思，竟然在這種場合相認。反而她很開心的問我：

「你是不是常來我的店買咖啡……」

聊了一陣子我看看她的子宮，我建議她什麼都不要做。只要追蹤懷孕指數即可。

她一臉訝異說：

「可是我的醫師說要處理耶，不然會大出血，到時候可能要切子宮。」

我只能笑而不反駁……

其實只要好好追蹤懷孕指數，如果懷孕指數最後能降到正常，就會有規則月經，幾次月經以後就很有可能把殘餘的胚胎組織沖走。不用手術。

「現在手術反而會增加子宮內膜的受傷面積，沾黏會更嚴重，以後更難懷孕。建議等幾次月經以後，再看看子宮鏡，評估子宮腔需要整理哪一個部分。」

她最終接受了我的建議，我們就開始乖乖的追蹤懷孕指數。

一個半月後指數變回正常。接下來她來了三次月經，但量變得很少（一般這就是沾黏的症狀）。

我們照子宮鏡，殘存胚胎已經不見了只剩下沾黏。我們小心翼翼的處理完沾黏，再追蹤了兩個月，子宮腔就完全回到正常的樣子了。月經量也回到了正常量。

之後每次去買咖啡，她都會在一段時間跟我沒頭沒尾的說：「正常量！」我一開始還無法意會到她指的是月經量。還說：「我要無糖的……」後來就開始了每月便利商店的回診儀式，直到我搬來台北。

總結這個故事，以我的經驗面對殘存胚胎，只要懷孕指數持續下降，一般不用積極去想辦法拿掉胚胎，只要等到規則月經一般都能把殘存胚胎沖走。

會這樣做是希望能降低子宮內膜的破壞，流產手術對內膜的傷害已經夠大了。面對殘存胚胎能不造成二次傷害盡量不要造成二次內膜傷害，只要懷孕指數能降至正常即可。

內診的心情

內診，以我們醫生的角度，是婦產科再常見不過的一個檢查。醫師從菜鳥住院醫師開始幾乎天天需要問病史、放陰道鴨嘴、內診，做基本的婦科檢查。但有時候最簡單的事反而是最困難的事情。

小醫生時代常常被派去守抹片中心，那裡是國健局免費子宮頸抹片檢查的地方。有時候人多，一個早上二十～三十個民眾來做抹片很常見。甚至出車到公司行號做抹片篩檢，整天下來上百個抹片也是家常便飯。由於工作太過機械式、乏味，為了能延續對工作的熱誠，我的抹片的日子就變成練功打坐的時光。練功的時候自我要求的點不少，比如電視廣告說六分鐘護一生，我的抹片檢查是要求自己二分鐘完成，而且有很多吹毛求疵的要求。比如手不能碰到病人身體要完成檢查，病人緊張導致骨盆收縮的比率一天不能超過三個，放鴨嘴嚴禁造成病人哀嚎、不夾到毛髮、陰道組織等。一堆自我規定。所以住院醫師時代，出抹片任務就像打電動，一堆關卡要突破，每天都很有挑戰性。

不知不覺就升上主治醫師了，前幾年還是跟以前一樣出抹片任務。但是挑戰性就低很多了。很多過去的要求門檻已經沒有挑戰，每天就是機械性的抹片動作。

有一天我按往例在抹片中心做抹片，結束後一個病人跑來跟我說謝謝。我微笑點頭致意。沒多久她又折回來跟我說：

「醫生我要跟你說，你是我做過抹片最不痛的醫生，自從幾年前被醫生做過抹片以後，我都每年來抹片中心找你當班的時候做抹片。今年我發現你有門診了。我以後可以去你的門診給你做抹片嗎？」

我這才赫然發現，原來這樣簡單的抹片檢查也有比較不舒服的醫生，比較不痛的醫生。這不是一個再簡單不過的檢查嗎？

我當下非常的尷尬，因為我那時候從來沒有管過病人痛不痛、感受如何。我追求的根本是我自己的紀錄。「我已經是連續幾個抹片病人沒感覺」這種自私的想法。即使遇到一個抹片讓民眾感到不適，我也是注意力放在：

（喔，今天選的鴨嘴不太合。）

（誒，今天這個人沒生過小孩，所以比較難。）

之類的反省判斷，完全沒有在乎到該民眾的感受。

我尷尬的點點頭，表示可以來我的門診做抹片。我那時才突然發現，一直以來我都沒有做到一個比技術還重要的事，理解當下民眾的感受，並適時調整。我面對的不是機器，是活生生的一個人。口頭的問候關心，感受對方內診檢查的心境，再調整這個檢查，比任何紀

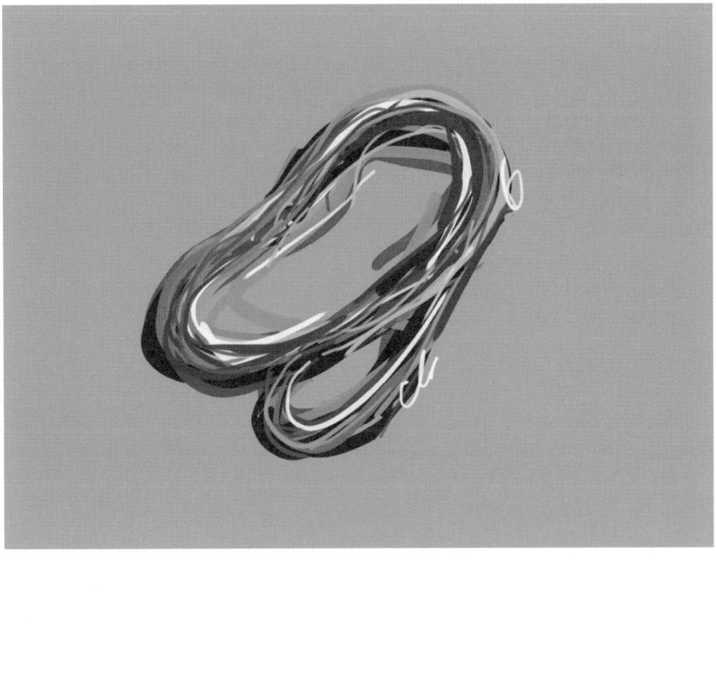

錄、技術都還重要。

從此，我再也不在乎我的內診檢查紀錄，不再苛求每個動作的完美程度，只要讓被檢查者能感覺到被尊重，沒壓力，身心都沒有被刺激到，就是一個好的內診檢查。

盼大家能勇敢的面對一年一度的子宮頸抹片儀式。

子宮中隔與子宮沾黏

這是發生在去年的一個故事。

陳小姐兩夫妻住北京，已經四十五歲了。有一個孩子但最近過世，悲痛之餘他們想把他生回來。在對岸做過幾次試管嬰兒都失敗告終。後來到台灣來求子，仍然失敗了三次。會到我手上是因為一個在台北滿熟的不孕症中心轉介，請我看看她的子宮腔，因為他覺得超音波下子宮內膜看起來不太工整。

第一次看到她我就覺得她會好，說不上來的感覺，可能是面相吧。頭圓、鼻正、田宮寬、下巴飽滿。一副好命、人面廣的樣子。

而且她是非常開朗、正向思考的女性。很奇怪，每次遇到這種個性的人，我出手的成功率都比較高，也比較順利。滿特別的。

這次她跟我說她回去找一個上海的名醫，對方說子宮腔沾黏嚴重無法再處理了，只能加減嘗試做試管或代理孕母。

我幫她做了子宮鏡以後發現，是很多沾黏沒錯，但是裡面還躲一個子宮中隔。不過感覺上似乎不是什麼很難的案例，於是她展開了幾個月的兩岸交流之旅。

她每次來都說：

「蘇醫師，我相信你的技術，我認為我一定能成功，我有很大的信心。我全力配合你要求的時間。」

我常常說，剪沾黏成功祕方無他，勤勞而已。只要每兩週認真分離手術後新生的沾黏，並清除所有內膜上細微疤痕組織，盡可能保留正常的內膜，就可以成功。

所以我們認真搞了大概兩個多月吧，前前後後重複分離了很多次。每次子宮鏡的處理都有顯著的進步，最後她成功用自己的卵生了一個男孩。這是靠著毅力讓天使再次回到她的懷裡。

很開心能用我的雙手讓她懷上小寶寶。經過無數次的求子失敗，我又剛好從塑膠醫院出來打天下。陰錯陽差，讓我們相遇，成就了她的好事。而對我來說，我也可以當作初來台北踩點的暖身運動。

小結：

要植入前，務必看子宮鏡，光看超音波是不夠的。這位小姐做了六次試管沒看過一次子宮鏡，白白失去很多機會。

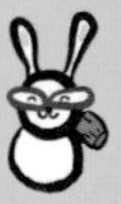

子宮切除科

這當初是一個笑話，但最近被患者問一個問題讓我回想過去的事，覺得有點有趣。

「我覺得您的問題可以考慮切除子宮比較能一勞永逸。」我嚴肅的說。

「醫生，我不是故意看不起你，請問你有幫患者切除過子宮的經驗嗎？」

我對她微笑回答：「有喔！」

「醫生，如果要評分，你覺得你的技術有幾分？」

「這要看你的滿分是一百還是一千我才能給你答案喔！」

已經很久沒有被懷疑過自己的醫術了，現在大部分的患者看我的門診之前都會在網路做過功課，看看我的經歷是什麼。

當初在塑膠醫院，我大概一年會做五百~七百個腹腔鏡子宮全切除。不管腫瘤有多大，沾黏有多複雜，各式各樣的子宮切除手術都難不倒魔人。因此常常會變成「救火隊」的角色。不時會接到要我「支援前線」的電話。

「蘇醫師您好，陳醫生在八八房手術房有一個子宮全切除沾黏太厲害，能請你過來幫忙一下嗎？」

「蘇！有一個子宮全切除手術她的腸子跟子宮頸附近完全融合在一起，你能上來幫忙處理嗎？」

「蘇醫師～主任已經搞了兩個多小時了，依然沒有進展，他又不好意思叫你，你能假裝晃過來看看怎麼幫他嗎？」

「蘇～醫～師～八七房膀胱破了，你能過來幫忙嗎？」

這就是我在塑膠醫院的日子，隨傳隨到，只要有醫生手術做不下去、出現併發症，打電話給我，我就會到現場幫忙處理。

也因為如此，讓我對骨盆腔的解剖構造有著比教科書還仔細的認識跟了解。不知道哪一天，我突然發現很多細節教科書不是寫錯，就是從來都沒有描述到。

「筋膜式」子宮全切除，就是在那個時空環境下提出的概念。這也間接的讓我在二〇一〇年設計出「自然孔內視鏡子宮全切除手術」，並在二〇一二年於學術期刊上發表。而「自然孔手術」乃是目前全球婦科界最熱門的術式之一。

回到「筋膜式」的子宮切除手術。這概念是說：在所有骨盆腔的器官、組織都是被一層薄薄的、半透明的筋膜所包覆。子宮、子宮動脈、膀胱、輸尿管、子宮旁的神經，通通都是這樣。

這就好比倒垃圾時家裡的垃圾分類。一般垃圾一包，紙類回收的一包，廚餘一包。不一樣的垃圾一包包的放在一起也不會混在一起，因為都被塑膠袋隔開。

人體的筋膜就像塑膠袋，會井然有序的把每個臟器都各別包覆住。這概念在泌尿外科的教科書裡被描述的非常仔細，因為在過去雄性領導的醫學教育中，為了讓攝護腺切除手術以後仍然能保持男性雄風，要找到並保護好相關維持男性雄風的神經構造變成非常重要。要做到如此「筋膜式」的解剖概念與手術原則變成非常重要而且常見。

可能在女性的手術上就沒有人在乎這件事情了。導致這樣的概念在婦產科界只有日本、德國這種吹毛求疵的民族才有被廣泛的討論與應用。

回到正題。

我出國演講手術示範，在教醫生做子宮全切除手術的時候，都會建議醫生們用「筋膜式」的概念手術。這樣出血量比較少，手術併發症也比較少。由於手術造成的創面比較小，患者術後疼痛感也因此比較低。

過去醫生在切子宮的時候最害怕的是輸尿管損傷，再來是腸損傷，再來是膀胱損傷，最後是子宮動脈破裂出血。以「筋膜式」的概念，其實上述的構造都有被一層筋膜包覆保護著。如果手術當下能順著這些幾包垃圾袋（筋膜）的表面，分離不同的垃圾袋（組織、器官），是很難傷到這些構造的，比如說輸尿管。

用更詳細的比喻來說明，如果你要搓破廚餘回收那一包垃圾（輸尿管那包），然後傷害到裡面的廚餘（輸尿管），必須先戳破包覆它的垃圾袋才會接觸到廚餘，才能破壞廚餘，才會傷害到輸尿管。因此，只要好好的分離輸尿管的「筋膜」，讓整包輸尿管遠離子宮，就可以避免輸尿管損傷。過去醫生就是沒有在看這種細微的解剖構造「筋膜」，才會在不經意的情況下直接一股作氣的傷害到這些臟器，造成手術的併發症。

一樣的概念適用於膀胱、子宮動脈、子宮靜脈、子宮旁神經、骨盆腔淋巴等等。搞清楚骨盆臟器的「筋膜解剖」就能輕鬆完成骨盆腔的手術，不管有多複雜。

因此當初就是用這概念在塑膠醫院時期完成無數的救火任務，也被同事封一個封號「子宮切除科」。不管多難，只要是切子宮遇到困難找「子宮切除科」就可以解決了。

而現在離開了塑膠醫院，為了讓這概念與技術延續，每次出國演講、手術示範，我就會提出這概念，希望每位醫生都能用這個概念做手術，幫助手上的患者順利完成手術。

所以當我被問到：「醫生你覺得自己幾分？」的時候有點感慨。她沒有錯。因為她不知道我們在戰場（手術房）面對多少次的性命交關。就好像劫後餘生凱旋歸國的老兵，鄉民永遠不知道戰場前線的殘酷與風險。

過去年輕氣盛的時候被這樣問會覺得義憤難平、充滿無奈。現在被問到反而覺得我們應該好好的讓醫學知識普及，概念更精進。教更多的醫生，做更安全的手術。這樣病人就不用一個醫生一個醫生問了。

「醫生，你會嗎？」

到那個時候，每位醫生都能處理各種光怪離奇的複雜手術。放心吧！

她來看我的時候是跟她媽媽一起來的，印象中二十幾歲的女生吧，還是三十出頭歲我忘了，但她蒼白的眼神我腦海中還能依稀浮現。

「蘇醫生，我女兒子宮有很多肌瘤，流血到貧血很嚴重。我們去大醫院看，醫生說有好幾顆肌瘤。貧血這樣嚴重可能要把肌瘤切掉。」

我仔細打量了這位病人，目測大概有一百公斤吧。她的月經已經是很難算是哪一天了。時多時少，斷斷續續，一個月內很少有一天是乾淨的日子。

超音波看起來還真的很多肌瘤，大大小小十顆以上。

「超音波看起來很多肌瘤，但因為她的月經混亂，我建議還是要看一下子宮鏡，查一下出血的源頭。」

「子宮鏡？她就是肌瘤很多啊！醫生你就跟我們說是不是一定要開傳統刀，如果可以開三個洞的微創。我們就給你開刀。」

「可能還是要先看一下子宮腔，看看內膜是不是有病變，查清楚出血的源頭，我們再來定奪喔！」

她媽媽氣呼呼的大聲的說：「我不要看什麼子宮鏡，醫生你就跟我們說是不是可以用微創，小傷口的。」

當時年輕氣盛的我實在無法耐心的、重複的好好跟她說明為何要先檢查子宮腔，以免是其他的病變造成貧血，可能不是肌瘤的原因。我說明了幾次，她還是無法接受，我就直接說：「如果妳聽不懂我講的，那我建議你們去看隔壁診間的醫生，或許他願意幫你們做腹腔鏡肌瘤切除手術。」

於是媽媽就氣呼呼的離開我的診間，事後還附送了我一封院長信箱。說我挑案件，挑病人，沒醫德。

不知道隔了多久，有一天我接到手術房的電話：

「蘇醫師，七七房希望請你去看一下。」

一個病人已經全身麻醉完成，正準備要被手術，主治醫師焦慮的看著我說：

「蘇醫師，你幫我看一下，這病人本來要做肌瘤切除手術的。但是在準備的時候，她的陰道流出爛爛的內膜組織。我們臨時幫她做了子宮鏡，你能幫我看看這像不像子宮內膜癌好嗎？」

我一看就認出，這就是子宮鏡下子宮內膜癌的畫面。

於是主治醫師就跟我一起出去跟她的媽媽解釋，打算告訴病人的媽媽今天肌瘤手術需要暫停。先做內膜切片，一週後等病理報告確定是癌症，再重新計畫該怎麼治療。

「您好，我是主治醫師，這位是蘇醫師，他專門看子宮鏡癌症的，妳女兒剛剛看的子宮鏡，確實很像癌症，今天需要切片……蘇醫師會跟妳說明……」

我一眼就認出她是送我院長信箱的那位太太。場面有點尷尬，但我還是幫她女兒處理完了子宮內膜切片。

後來因為病人還年輕要保留生育能力，因此由我接手幫她做子宮鏡處理癌症跟追蹤。這是頭一遭被「背刺」以後還乖乖幫她治療的。當初年輕氣盛的我一般很難嚥下這口氣，最後讓我想通的點在於，如果我沒有幫她好好用子宮鏡處理，好好追蹤，她可能沒多久就復發被抓去切子宮了。想到這，當時的我就心軟了。

後來她就沒有再復發了……

總結一下：

有時候我們太專注在事情的一個點上，常常會失去判斷事情全貌的能力，很想要衝回家，沒仔細看路，反而造成車禍事故。執著的追求一個目標，反而無法顧到其他人，反而造成相關人員的傷害。

而這個患者就是一個例子，太想解決貧血的問題，太急著想切肌瘤。我們看多的人建議一個比較全面的方法，就常常不會被接受，甚至被當成眼中釘。

還好這件事是喜劇收場，沒造成遺憾，是大幸。

還要再耳提面命一下，有異常出血，即使子宮長滿了肌瘤、肌腺症，還是需要回頭檢查一下內膜，因為子宮出血，常常還是從子宮腔流出來的，沒檢查子宮腔，就直接賴給肌瘤，那肌瘤也挺可憐的。畢竟絕大多數的肌瘤是長在肌肉裡而不是子宮腔內。

報告完畢。

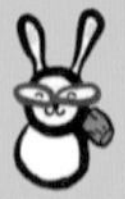

月經蓋大樓

月經週期就像在蓋大樓。月經結束後，卵巢就重新開始一個月的工作，持續分泌荷爾蒙讓內膜增長。

這個時候內膜增長就像蓋大樓，只要卵巢持續供應荷爾蒙，大樓就會繼續蓋下去。當一個月快結束，卵巢休息，暫時不分泌荷爾蒙以後，大樓就會蓋不下去，開始崩壞，這個狀態就是月經。

一般一個月的月經週期，大樓能蓋的高度有限，當然蓋越高，出血量越大。假如一個月能蓋五樓，月經量就是來五樓的份。

如果有人兩個月不來月經，第三個月結束後月經才來，這大樓會持續被荷爾蒙刺激三個月，而且會一口氣蓋出十五樓的高度。

這樣那一次的月經會有十五樓的份，也就是平常的三倍量，而且時間也會三倍長。本來要來七天的，常常變成二十幾天才會乾淨。

如果這中間用荷爾蒙調整，大樓會暫時不崩解，甚至會小小的蓋個一兩層樓。這樣的情況會讓好不容易崩解的樓房被迫加蓋。

（當然在加蓋大樓的期間會有出血改善的假象）

然而停藥以後會流更多血，因為被迫多蓋了幾層違建，樓房倒塌的量會更多，會流得更厭世。

所以如果六個月內的月經都正常、規律，偶爾遇到一次兩個月沒來月經流到厭世，如果沒有貧血太厲害，只要吃吃止血藥，等十五層樓的大樓倒光就過關了。

什麼時候需要介入處理呢？

一般反覆的發生蓋十五層大樓的情況，造成反覆的大量、長期的出血，造成嚴重貧血跟影響生活，就要考慮是否用藥讓月經規律每個月來，這樣就可以避免一次蓋三個月大樓的情況。

萬一實在流得很厭世，想速成止血，用冷刀清除太厚的內膜，也是一個可以考慮的方法。不用麻醉、不適感低、五分鐘完成，但一般不太需要這樣積極處理喔。

只要等樓房倒光就沒事了。
盼大家能心安平安。

應該有聽說過，喝水也會中毒。其實所謂的「中毒」就是該物質進到體內會影響身體的機能，甚至死亡。比如說食物中毒、一氧化碳中毒等等。

水中毒，故名思義就是水攝取太多造成身體機能受損。這一般不太會發生，因為腎臟等器官會幫忙調節身體的水分。喝很多，尿就會很多。

但有些情況是身體的調節來不及反應的情況。比如說傳統的子宮鏡手術。

傳統子宮鏡手術的過程是用「水」來當撐開子宮的媒介。用「水」撐開子宮，才能有空間看得到肌瘤或瘜肉，才能在攝影機的監控下切掉腫瘤。但如果水壓太大就有可能把存在於子宮腔的水，因為「水壓」而把水灌入人的血管內。

大量的水跑到血管內會如何？會讓血液變「稀」。

這就好比我們煮湯，如果感覺太鹹，可以加水稀釋，這樣口感可以淡一點，概念是一樣的。可是身體的血液如果太淡、太稀，就會失去血液的功能，很多器官會受到影響。比如心臟，太稀的血液心臟就會亂跳。心臟亂跳的結果可能會造成突發性的休克，會有生命危險。

所以一個簡單的子宮鏡手術，稍有不慎，一樣會有風險。不過絕大多數受過子宮鏡訓練的醫生，即使用傳統的子宮鏡設備做子宮鏡手術，也是可以把「水中毒」的風險控制很好，風險壓得很低很低很低很低（三個很低表示風險可以忽視）。

但我們還是能用一些設備上的改進來大大降低「水中毒」的風險。比如用電子的即時子宮腔壓力調整系統。它可以避免子宮腔內的「壓力」上升，就能大大降低「把水壓到血管」的風險。

再來是不用「水」改用濃度跟血液一樣的生理食鹽水，這樣壓再多的「生理食鹽水」到血液中，因為濃度一樣，所以血液怎麼樣都不會變稀。就好比我們喝半糖的珍奶覺得太甜，再加半杯的半糖珍奶，一樣會覺得太甜，除非你加很多無糖的珍奶。

至於檢查用的子宮鏡會造成水中毒嗎？

答案是不會的。

因為檢查用的子宮鏡病人是清醒的，在清醒狀態子宮腔的壓力無法被弄太高，壓力太高病人會哀哀叫。再來檢查用的子宮鏡是用「半糖的珍奶」做檢查的（生理食鹽水），不是用無糖的，所以沒有稀釋血液的困擾。

因此，不用自己嚇自己喔，醫者的職責就是要幫大家處理身體的病痛，有經驗的醫生都會知道「水中毒」的問題，風險是非常低的。而且萬一不幸遇到，醫生只要知道怎麼處理，趕緊處理，都可以安全下莊。

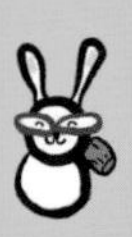

乳癌患者服用泰莫西芬(Tamoxifen)的問題

最近被問：

「請問蘇醫生，為什麼乳癌吃泰莫西芬需要照子宮鏡啊？超音波不行嗎？」

這問題也是有點難回答，講一個故事。

她大概五十歲，乳癌多年，來塑膠醫院看我的時候主要是更年期的不舒服。

我問診問了半天，她的更年期症狀大概就是調整生活型態就可以改善了。但是在問診的過程中我發現，她有滴滴答答的點狀出血……

因為她一直有吃泰莫西芬數年。

「請問妳吃泰莫西芬的時候有沒有定期做內膜的檢查呢？」

「有啊，我每年都有做超音波檢查。醫生都說厚度還好。」
「那平常有不正常出血嗎？」
「我以前就有多囊性卵巢的問題，月經一直以來都不是很規則。」
她似乎完全沒有把這出血，當成有問題的感覺。
「我覺得應該照一下超音波看看內膜。」
「可是醫生，我上個月才做過超音波，醫生說厚度正常。」
雖然她不是很願意再被我照超音波，但我還是半強迫的讓她做了陰道超音波。
結果，厚度果然是正常，只有〇．六公分。
不過我還是覺得不對勁……
「我覺得還是需要安排一下子宮鏡檢查。」
「醫生超音波檢查結果是正常，沒有增厚，為何我還要做子宮鏡檢查？不是沒有問題了嗎？」她非常不以為然的看著我。
一來一回的交換意見數次。我一直強調超音波正常不代表真的沒問題，如果一直有異常出血，還是必須要看子宮鏡來確定沒問題。

但她意志頗堅，不願意就是不願意。於是就這樣，我們沒有再見面了。

過了幾個月後，她又再次出現在我的門診，這回是她先生陪她來的。

「醫生，對不起，不好意思，能幫我老婆安排子宮鏡檢查嗎？她這幾個月一樣還是亂出血。自從上次回來，我聽她轉述您的建議，我覺得還是要聽從您的意見看一下子宮鏡。」她的先生非常誠懇的跟我詳談。

我轉頭看她，她依然不以為意。「我之前的醫生都說我的內膜沒有問題。」

我跟她的先生勸她勸了半天，她才心不甘情不願的同意做子宮鏡檢查。沒多久，乳癌患者服用泰莫西芬（Tamoxifen）的問題他們倆從子宮鏡檢查室走回來。我看她臉色鐵青，就知道大事不妙了。

子宮鏡檢查的報告寫著：子宮內膜異常增生，懷疑子宮內膜癌。

我內心大大的嘆了一口氣。回過神，跟她分析一下現況……

「放心吧，一般這種問題進展很慢的，我們先用子宮鏡切除增生組織，把它切光。先讓腫瘤離開身體，再來盤算怎麼做。」

兩夫妻欣然接受了我的計畫。

後來切下來的組織確定是子宮內膜癌。我們做了子宮內膜癌的分期手術。一切都很順利。

「九成以上的內膜癌都是初期的，一般手術完就好了，沒事了，不用擔心喔。妳運氣超好，有早點發現。」

後來持續追蹤幾年都沒有復發。好在她有一個堅持的先生，才不會錯失早期發現的機會。

至於哪些吃泰莫西芬的患者需要做子宮鏡檢查呢？一般是這樣，吃這個藥的患者，有些情況是一定要檢查子宮內膜的。

1. 停經後婦女吃了此藥出現異常出血的。
2. 尚未更年期停經但吃此藥控制後異常出血者。
3. 停經婦女吃了此藥超過三年者。

該檢查的都建議乖乖檢查喔。

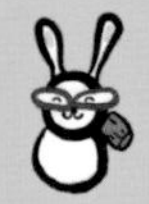

自然孔手術與自然孔內視鏡手術

最近一直被問這個問題，我可能要花時間說明一下。

自然孔手術是這十年多以來的新概念，目的是希望在手術的時候不要在體表（肚皮）切開傷口。這樣可以降低身體的傷害，恢復會快很多。所以在十年前，各科開始想辦法做自然孔手術。

其實婦產科界老早就有自然孔手術，就是我們過去所說的經陰道子宮全切除、經陰道肌瘤切除等手術。這術式至少有二百年的歷史，而且打從健保開辦就設好了給付制度跟編碼。

不過經陰道子宮全切除有很多侷限，因為陰道很窄，所以過去大部分的醫生只能應用在脫垂的子宮，或小子宮，而且很難做次全子宮切除。

所以我才在二〇一〇年的時候結合內視鏡，讓攝影機跟內視鏡的器械能伸入陰道甚至肚子裡面，這樣做手術就不再有侷限性，三十公分的子宮、狹窄的陰道、沒性生活過的都可做手術，而且陰道肌肉不用再被切開，不用擴張陰道，讓傷害降至最小。

這種新式的手術，我命名為自然孔內視鏡手術，加了內視鏡可以完全克服過去的障礙。所以當自然孔內視鏡手術漸漸熱門以後，過去做經陰道子宮切除的醫生也開始改稱該術式為，自然孔子宮切除手術，實際上就是過去的經陰道子宮切除手術。因此，自然孔手術跟自然孔內視鏡手術是兩個完全不同的手術。一個沒有內視鏡輔助，一個幾乎是靠內視鏡完成的。

所以總結一下：

1. 自然孔子宮切除手術＝經陰道子宮切除手術。
2. 自然孔內視鏡子宮切除手術不等於自然孔子宮切除手術。
3. 自然孔子宮切除手術，依照醫生的技術經驗，子宮大小有侷限性。很難做次全切除。

4.自然孔內視鏡子宮切除手術，幾乎沒有子宮大小、沾黏的侷限性，可以做子宮次全切除。

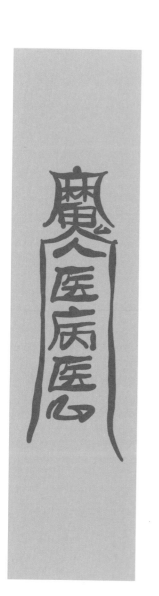

5.自然孔手術的縮寫NOS。

6.自然孔內視鏡手術縮寫NOTES。

7.NOTES術後不用碘酒坐浴、不用會陰切開、不用拆線。

8.NOS、NOTES這兩種術式如果能順利完成，它的預後跟傷害都優於傳統開腹跟腹腔鏡手術（都有自然孔沒肚皮切口的優點）。

希望這樣可以讓大家在看診前先釐清一下問題。

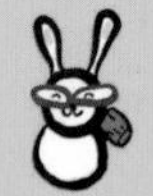

切子宮跟漏尿

「醫生，我擔心切子宮會漏尿。怎麼辦？」

今天是抱怨文，但老實說也是一篇衛教文。當醫生的不能有抱怨，因為醫學本來就很複雜，沒辦法要求每個人都懂，但我想我的願望應該不會太強求。我的新年願望是希望大家能夠相信「專業」醫生的判斷跟建議。

再講切子宮、跟漏尿的關係以前，我大概要先說明一下。如果直接講這個議題即使我說明完，大家依然會是半信半疑，這「半信半疑」故事每天都在診間上演。我舉一個大家日常生活的例子來比喻，或許大家會比較能站在醫生的角度看這個議題。

我常舉搭飛機的例子。很少人會因為擔心飛機可能會從天上掉下來而不搭飛機的，因為周遭實在太多人搭飛機了，都知道這機會很低。

漏尿這個議題也是一樣。以一個天天在切子宮的婦科醫生來說都會知道，被切子宮而漏尿的機會很低。所以從來都不覺得這兩件事需要綁在一起。

要知道十個漏尿，可能只有半個有切子宮。如果去漏尿門診走一遭，滿滿的漏尿病人沒幾個人切子宮。

漏尿跟年紀有關係，年紀越大組織越鬆弛越可能會漏尿。就跟各位的臉一樣，越老越鬆，誰都逃不掉。

漏尿跟生幾個小孩、胎兒生多大多重有關。生越大越多，漏尿風險越高。其他會造成漏尿的因素就幾乎可以忽略了，都是很低的機會。

「可是醫生，我有個朋友，她開完子宮就漏尿了。」

這就是一個邏輯問題。再舉一個例子。

在新聞看到有人喝醉了開車，車禍死了。下的結論是喝酒會死人。邏輯大家都會說怪怪的，正確的說法會是，喝醉「開車」「被撞得很嚴重」才會死人。

子宮切完漏尿也是，應該是要這樣說：

生很多胎、胎兒很大、後來子宮肌瘤很大、然後「切完子宮」，最後漏尿。

主要還是多產、胎兒過大的原因，並不是大家眼前看到的「切子宮」喔！

當然講到這還是很多鄉民會駁斥、半信半疑。那我只能拉回一開始講的飛機議題。飛機議題大家都能理解，是因為周遭很多人搭飛機。漏尿議題會半信半疑，是因為周遭可能只有少數幾個人「切子宮」剛好遇到漏尿了，就賴給漏尿，殊不知「漏尿」跟年紀、生產等議題關係更加密切。

做個結論：

1. 漏尿跟切子宮無關，會這樣的人是剛好遇到而已。
2. 其實很少病人要切子宮的，但如果已經是惡性會危害到生命，或良性但嚴重影響生活品質，其他治療無效，不勇敢切子宮改善生活，求不死，然後在擔心這些「莫須有」的後遺症。這有點怪怪的喔。
3. 終歸一句話，醫生有責任義務要說明一切，但當魔人講清楚以後建議好好思考魔人說明的邏輯喔。我知道有點太專業，但是還是能期望大家回去以後好好思考一下這個邏輯。克服自己的「心魔」才能夠解決眼前的問題。人生才可以再次美好。

不然看著眼前的石頭不搬走，狂擔心搬走後可能會怎樣怎樣的日子，但實際只是「假議題」的情況。真的會很累人喔！

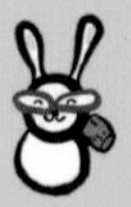

子宮內膜增生

我常常說子宮內膜增生跟子宮內膜增厚是完全不同的東西。一個是厚、一個是病變。兩個沒有完全的正相關。但今天要聊的是一個有關子宮內膜增生的朋友。

她因為一直點狀出血去看醫生，內膜刮搔術後被診斷為子宮內膜增生。醫生建議她吃黃體素控制。如果不吃可能會惡化至癌症等云云。病人乖乖吃了三個多月的黃體素，希望控制下來不要再長，但點狀出血卻跟著她沒有消失，反而體重卻像充氣球一樣的徒增了四五公斤。來找我的時候她一臉茫然，已經不知道為何而戰，怎麼戰。再吃黃體素下去，血沒止住，體重再重下去怎麼辦？

「每個醫生都告訴我要減重，但醫生開黃體素控制內膜增生，藥物的副作用就是體重上升，我到底要怎麼有效減重？我整個人卡在這到底該怎麼辦？」

我們一起看了子宮鏡，發現其實子宮裡面還是有增生的組織，常常內膜刮搔完的子宮，還是殘留有剩下的異常組織，畢竟是盲刮，無法精準的刮除所有的病灶。後來我再次安排一個子宮鏡手術切除所有異常增生的組織，並且每三個月後追蹤子宮鏡檢查，每次的檢查她的子宮內膜都是平整的、正常的，沒有看到異常的地方。我也沒給她吃黃體素控制。因為異常的地方都被切完了。子宮鏡檢查沒異常，沒道理一直吃藥。

因為沒吃黃體素，少了變胖的副作用，所以體重反而更好控制，減重的效果才能顯現。體重下降了、再復發的風險也減緩了。

人生似乎再次有了希望。可以再一次擁抱健康。只要找到方向……

這中間還發生一個趣事，一個資深的病理科醫生打給我說：

「蘇醫師，這患者之前做過子宮內膜刮搔不久，已經診斷過子宮內膜增生了，為何還要子宮鏡再切片一次啊？你怎麼知道裡面還有異常的增生組織啊？我很好奇？你怎麼能在這個控制復發的節骨眼決定切片，找到問題點？」

「沒啊，安排子宮鏡就可以知道有沒有殘存的增生組織了，其實滿單純的。」

「啊肉眼分辨得出哪些是正常哪些是內膜增生喔？不用顯微鏡？」

病理科醫生非常的好奇……

結論是：有些時候你想往東走，但治療的方法反而讓結果一直往西漂，造成整個局勢亂糟糟。

重新理一下互相拮抗的點：

看一下子宮鏡，好好處理掉所有的病灶，這樣可以少用一個藥物，局勢也比較好掌控。整個成功率也因此上升。

- 子宮內膜刮搔實在不太靠譜。
- 不是每個子宮內膜增生就需要黃體素控制，要先知道在用這個藥控制什麼。
- 都已經切光了還要吃藥控制嗎？
- 沒切光吃藥控制有幫助很大嗎？
- 沒完沒了的天天吃黃體素，還不如認真切乾淨、認真控制體重，然後定期追蹤看清楚。
- 子宮鏡下肉眼是可以辨別的。

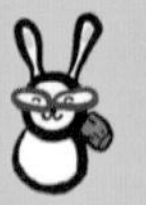

黃體素治療對子宮內膜非典型增生的成功率只有一半

用黃體素治療子宮內膜非典型增生，這個議題我常常提、常常反對，但似乎全世界的醫生還是一樣照這樣的規範醫。要讓傳統醫療這個巨輪轉向實在是一件非常不容易的事情。

新的醫學概念叫做精準醫學、精準治療。治要精準，概念就是要治療客製化、因患者不同、因疾病嚴重程度不同要有不一樣的治療計畫與方針。

她二十九歲，是因為子宮內膜非典型增生，被安排做子宮內膜搔刮術好幾次，都一樣診斷是內膜非典型增生，而且持續吃高劑量黃體素已經半年，但還是每天持續異常出血、滴滴答答。後來輾轉來看我的門診。

「醫生，我已經治療超過半年了，一樣沒改善，現在我的醫生跟我說，可能要切除子宮，可是我還沒結婚，還沒生過小孩。現在可以有辦法不切我的子宮嗎？」

「對啊醫生，我女兒還那樣年輕，這樣該怎麼辦啊？」她的媽媽也是很焦慮。

有時候不是醫生故意要用黃體素，實際上的情況是，現在的治療規範跟原則就是叫醫生搔刮後用黃體素治療。但目前的研究也說明了黃體素治療成功率不高，大概只有五〇％的成功率。

不過如果跳脫傳統的規範，用精準醫學的概念，摒棄盲刮的搔刮術跟黃體素，直接用子宮鏡把殘存的增生組織徹底切除，再壓制內膜生長。成功控制住子宮內膜非典型增生，保留子宮的機會就高出非常多。

我們幫她安排了子宮鏡檢查發現兩個問題：

1. 子宮腔因反覆搔刮已經嚴重沾黏，這樣已經會影響未來懷孕的程度。
2. 內膜依然有增生組織，所以一直會出血。

於是我們直接用冷刀子宮鏡切除增生組織跟沾黏。然後壓制月經。

三個月後的回診，她已經不再有異常出血，子宮鏡檢查內膜完全變回正常的樣子。這樣已經不再需要考慮子宮切除，也沒有再吃高劑量黃體素。

人生再次變成彩色的。

醫學有規範固然很好，這樣可以避免醫生瞎搞，但治療效果不是很理想的規範就是需要被改進。

針對子宮內膜異常增生，又想保留子宮的病人，我的建議是：

1. 用子宮鏡（精準）取代搔刮（無差別盲刮）。
2. 用藥物抑制月經來取代盲目提高劑量的黃體素。

這樣成功率會高出許多。剩下的就是看醫生的經驗了，如果醫生有子宮鏡判讀癌症跟增生的經驗，就可以在每次子宮鏡的追蹤檢查中，精準掌握內膜情況。這樣可以避免雖然有設備，也做了子宮鏡，但看到四隻腳的動物卻無法判斷對方是獅子還是老虎。

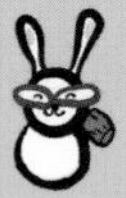

子宮內膜增生治療以後到底在追蹤什麼？

去年我離開塑膠醫院以後，就好像一個自由球員一樣沒有東家。到處去兼差，整個腦子都在想著籌畫自己理想中的醫療服務。開一家屬於自己概念的診所，醫病也醫心。正在這種青黃不接的時候，一個朋友打電話給我。

「我有一個朋友被診斷子宮內膜非典型增生，可以給你看一下接下來怎麼治療嗎？」

我接下了這個請託，但沒有地方看病做子宮鏡。為了她我拜託前同事的醫院，讓我兼差一個門診時段，於是我就這樣擺起了一個攤位開始我的醫病醫心的日子。雖然那時候看診的日子很少很短，但能專心在每個患者身上，把問題解決，是很開心的事。

第一次看到她，她滿臉充愁容。醫生說她內膜瘜肉切下來是子宮內膜非典型增生。但是因為還沒結婚、沒生小孩，所以用黃體素控制不讓增生作怪。可是醫生還說，如果半年後搔刮還是增生就要切子宮。這讓她非常的焦慮，心很難定下來，感覺是有個鍋蓋壓在頭上，無法喘息。夜夜失眠。這樣的情況她煎熬了快三個月。

「其實這很簡單的，只要子宮鏡下確定沒有增生組織。妳就是個健康的人。沒有切子宮的問題。」

「如果子宮內膜還有問題呢？」

「我們就好好用子宮鏡把腫瘤切乾淨。子宮留著。就沒事啦！」

她接受了我的建議，我們看了子宮鏡。結果裡面還是充滿著增生組織。

「這樣為什麼我的超音波看內膜還是正常厚度？」

（沒增厚，不代表沒腫瘤啊！）

「這樣我黃體素繼續吃，是在吃什麼意思。」

「所以我才說，醫病雙方都要很清楚，我們在追蹤跟治療什麼。像這樣內膜依然有著腫瘤，一直吃黃體素，然後熬個半年，再切片當然還是會發現增生。這時候要改變治療方針切子宮。不是很冤枉嗎？因為內膜根本沒有正常過。」

最後，我們一起用子宮鏡把腫瘤切乾淨。三個月後的子宮鏡內膜正常沒增生，之後的子宮鏡追蹤也沒有再發現增生組織。

人生再一次是美好的。

總結，在這個案例我們學到：

1. 內膜增生刮完，如果要追蹤，必須確定有刮乾淨才能追蹤。不然留著殘餘腫瘤追蹤，等於放著等惡化。一直吃黃體素也不會讓殘餘腫瘤消失。
2. 好好用子宮鏡切光光，然後再用子宮鏡定期追蹤。之後追蹤沒看到腫瘤增生組織。就沒有要切子宮的問題。
3. 用超音波追蹤的不確定感跟疑慮，不如一次用子宮鏡看清楚，切乾淨就不會一直鬼打牆。要吃黃體素追蹤，又被恐嚇切子宮。

以上報告。

子宮內膜太薄怎麼改善

有留言問子宮內膜太薄該怎麼辦？一樣的邏輯，用超音波看厚薄就有如隔靴搔癢一下有點不直接。

要知道同一個人子宮內膜的厚薄會依照月經週期的時間，有不一樣的厚度。月經剛結束是最薄的，月經快要來的時候是最厚的。以想要懷孕來說，太薄的內膜是不太容易懷孕的，但超音波下看到內膜薄而且不孕。她的內膜真的只有厚薄的問題而已嗎？

舉一個過去的例子，她一直被說子宮內膜薄，月經量少。醫生一直給荷爾蒙養內膜，怎樣都養不起來。怎樣月經都很少。實際安排看子宮鏡才知道內膜都是疤痕跟沾黏。只剩一半的地方有內膜，難怪超音波看起來很薄。因為一些地方根本沒內膜，都變疤痕了。

再來是提到怎樣才能讓內膜增厚，我的經驗是需要先處理妨礙增厚的障礙，比如說沾黏、子宮中隔。而且在處理的時候不要創造讓它再沾黏或惡化內膜增厚的因素。

比如：

用電燒的方式切割沾黏或中隔，這會傷及旁邊的正常組織，會讓局勢雪上加霜，越切越不容易長內膜。

還有要評估內膜在藥物刺激下能長成如何，何時長，才能算好合適的植入胚胎著床的月分。要知道受傷的內膜修復需要時間，我們需要每間隔一段時間去評估內膜的型態，才能準確的判斷是否可以做試管或懷孕。

這也能舉一個例子。

她是重度子宮腔沾黏的病人，已經在其他醫院用熱電切處理數次，依舊沾黏。而且還去做了試管，醫生不知道還有沾黏，當然沒成功。

我們幫她用冷刀分離沾黏，然後反覆子宮鏡探查，評估術後內膜增長情況。這種被電刀處理過很多次受傷很多次的內膜，修復的時間會比一般的正常內膜多二～

三倍。她的內膜從手術完到可以增長成正常內膜的樣貌。足足養了兩個多月。而且在第一個月的藥物調整期雖然有看到內膜長厚，但都是長纖維化組織，我們用冷刀切除內膜表面的纖維化組織，加上「PRP，自體血小板組織增生療法」才長出健康的內膜。

所以這不是給藥以後，等它變厚的故事，這是要在子宮鏡下看怎麼用藥、用什麼藥以後還是一樣薄沒反應，然後調整藥物。在子宮鏡下看內膜的變化、看是否有進展。有進展就繼續藥物養，沒進展就要快快調整藥物。如果放任內膜持續薄薄的，沒幾個月子宮腔沾黏會再次形成。這樣就前功盡廢了。

總結一下：

1. 內膜太薄的問題是需要釐清變薄原因的。
2. 藥物調整內膜的時候，不能只有超音波看有沒有增厚。〇．五公分～〇．八公分的變化是沒有很大的意義的。反而要反覆在子宮鏡下看內膜是否有增長，變健康。纖維化的地方是否消失。再依照觀察到的內膜外貌調整藥物可能會比較能對症治療。

以上資訊希望對想懷孕的朋友有幫助。

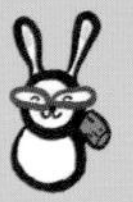

子宮內膜厚又怎樣

這已經是考古題了，但上週門診依然很多人因為這個問題來求診。先講答案，你的子宮內膜厚度不是每天都一樣的，月經來的時候厚度最低，月經來之前厚度最高，可以變化到月經快乾淨的時候，內膜厚度○．四公分、月經快來的時候一．二公分。

「可是醫生，我的醫生說超過一公分算厚！」

那我問，等月經乾淨量內膜厚度發現只剩○．四公分，月經快來的時候量又是一．一公分！這樣算哪一個厚度比較對？

內膜多厚不是個問題，問題是醫生懷疑內膜裡面有什麼病變，有懷疑才要切片。沒懷疑，只看厚度就說要切片，就只是把正常的內膜刮下來解焦慮而已。所以內膜厚又怎樣？

子宮內膜就像床上的床單、涼被。平常都安安穩穩的放在床上。涼被床單平鋪在床上都是薄薄的一片。今天變成冬天（月經快來的時候），我們換成羽毛被子內膜就變厚了。但被子還是被子。不用去刮它。然後有時候出門旅遊沒有在家（荷爾蒙失調的時候），把羽毛被折起來放床上，就看起來更厚。但每個人走進房間都能看到折好好的厚厚被子。不會焦慮的。

今天，一個大人蓋著涼被睡覺，這時超音波檢查會以為很厚，因為超音波是用音波掃描，解析度低。如果你實際走到臥房看，會發現，被子依然是薄的，只是躺一個人在裡面。這時候你拉走涼被（搔刮），人（腫瘤）還是躺在床上，頂多被你刮爛，絕大部分依然好好的躺在床上。

有時候一張雙人加大的床，一本書在床上，蓋著大人的涼被，超音波掃描，沒認真看還真的會漏掉那本書。這沒有用高解析度的子宮鏡走到臥房裡爬到床上認真的看一遍，有時還真的會疏漏。更不用說蓋著羽毛被的時候了。你刮掉所有的羽毛被，反而羽毛掉到滿床，更難找到那本書。

所以有時候超音波說厚，常常只是因為換上冬被罷了。但是有時候依然是薄被子，反而是裡面躲一個人（瘜肉、肌瘤、癌症）。跟內膜無關。

甚至有時候超音波檢查內膜都是薄薄的，但一直異常出血，那要小心，是不是床上躲一本書，讓你一直出血。這樣的情況超音波常常沒辦法發現。

再來，你現在換成羽毛被，而且還是被折成豆乾，超音波覺得超厚，然後醫生叫你去搔刮。會刮到腫瘤嗎？怎麼刮都還羽毛被好嗎。

今天一個人（瘜肉）蓋涼被睡覺。醫生說太厚。去搔刮，整個涼被抽掉，人（瘜肉）常常都一樣躺在床上。不是嗎？

這要把人叫醒請他下床，或用力推下床（子宮鏡瘜肉切除手術）才能做到不是嗎？

總結。懷疑子宮內膜變厚，就是懷疑變厚而已。跟增生差的十萬八千里。有懷疑就開門進臥房看清楚。到底有沒有人或東西放在床上，還是說單純只是被子床單而已。有人或東西，就看看標準怎麼處理比較能確實切乾淨。如果只是被子在床上，那羽毛被或涼被都不用被搔刮。白走一遭而已。

子宮內膜厚度的問題

❶

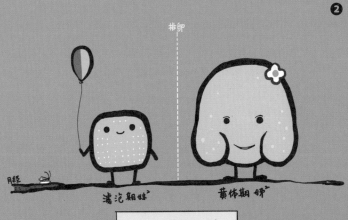

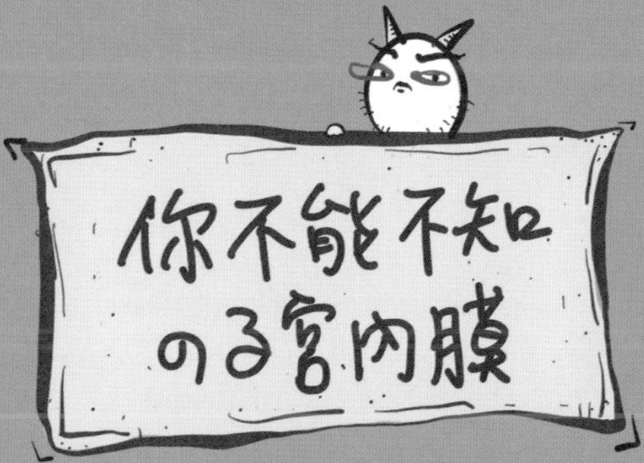

❷

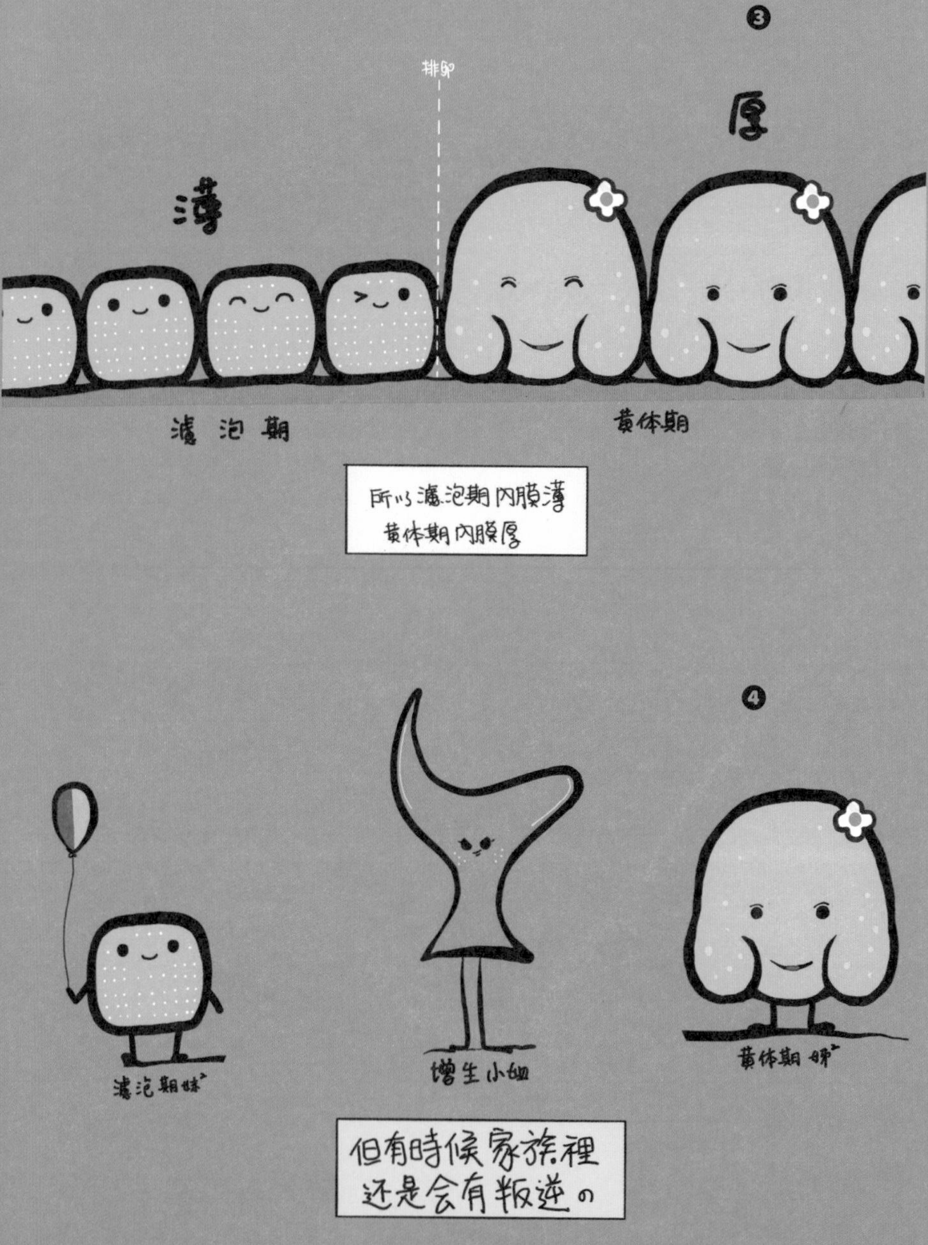
③
排卵
厚
薄
濾泡期
黄体期
所以濾泡期内膜薄
黄体期内膜厚
④
濾泡期妹
增生小姐
黄体期姊
但有時候家族裡
还是会有叛逆の

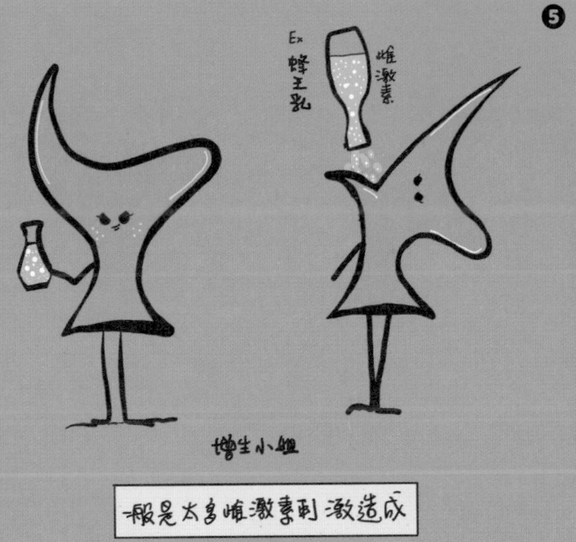
5
Ex 蜂王乳
雌激素
增生小姐
一般是太多雌激素刺激造成

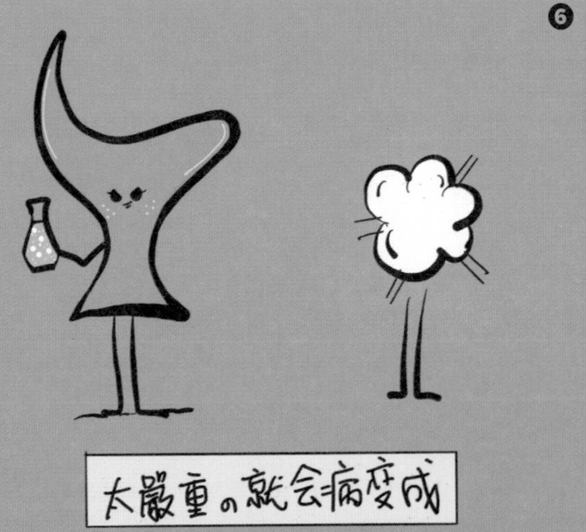
6
太嚴重の就会病变成

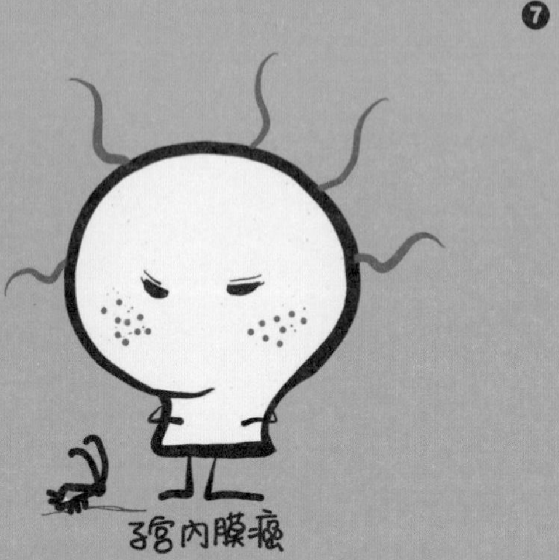
7
子宫内膜癌

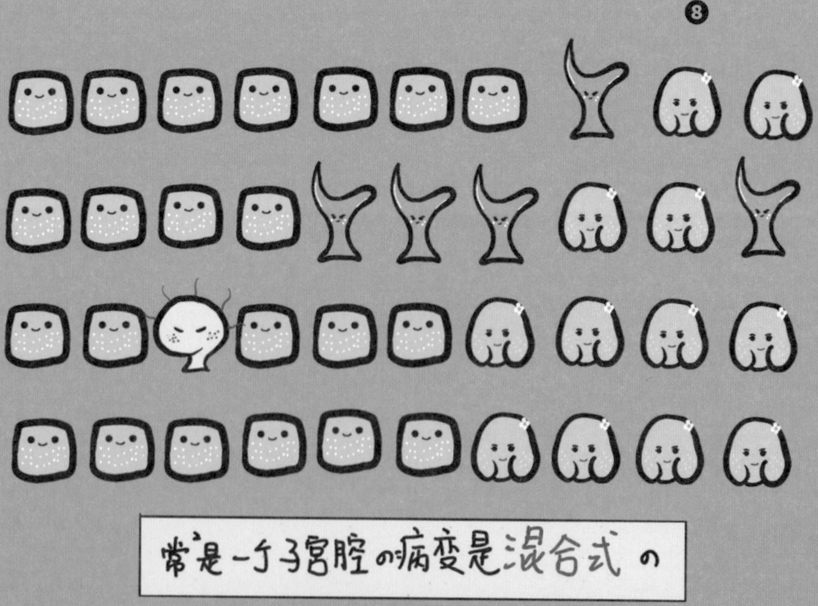
8
常是一个子宫腔の病变是混合式の

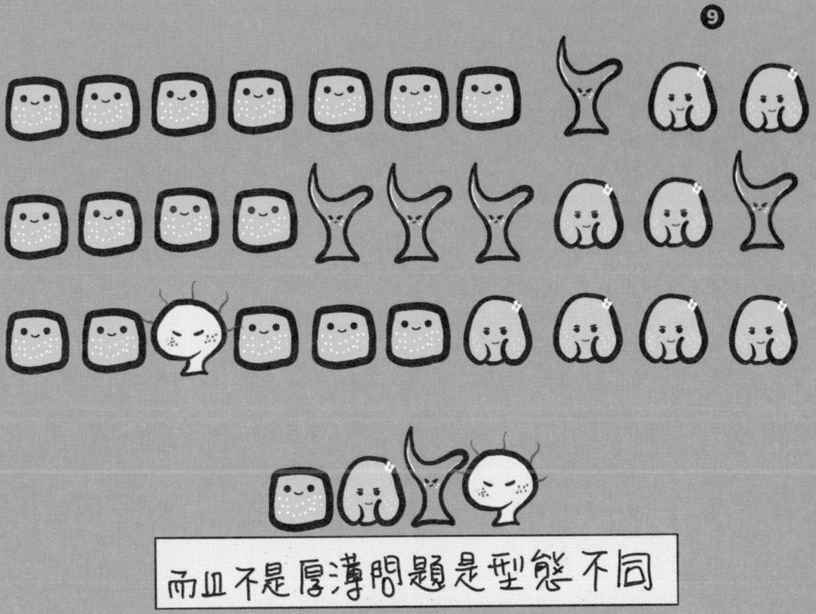
9
而且不是厚薄問題是型態不同

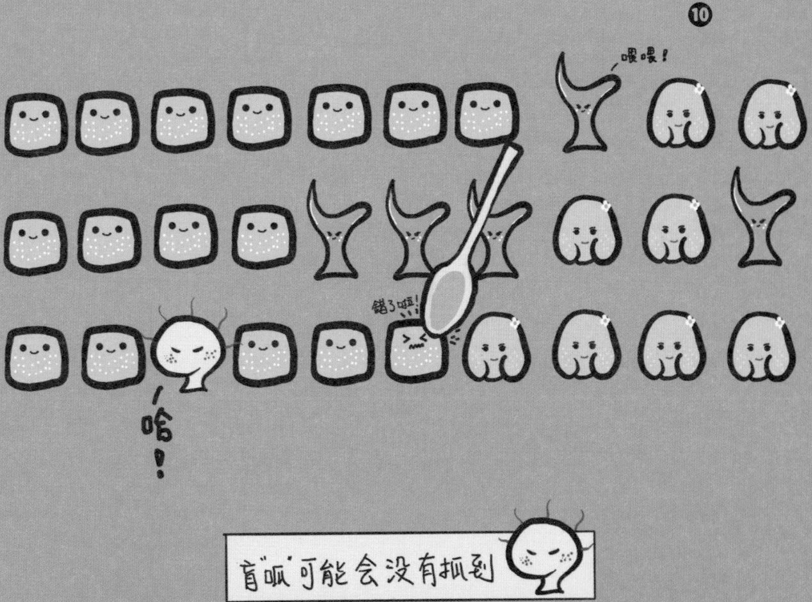
10
喂喂！
錯了啦！
哈！
盲"呱"可能会没有抓到

⓫

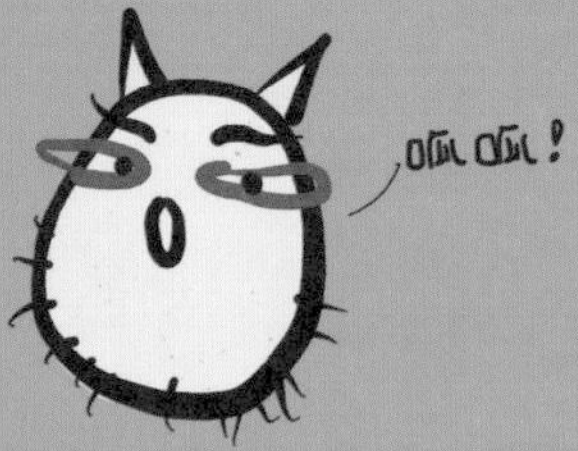

看清楚才是王道喔！

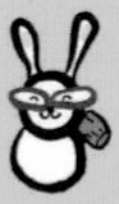

子宮內膜瘜肉

最近門診來看瘜肉的朋友又變多了，大概分享一些有關瘜肉的常見問題。舉一個最近的例子：

「蘇醫生，我做超音波檢查說有瘜肉，想要來諮詢一下怎麼處理？」

「超音波說有瘜肉，常常實際上沒有瘜肉，超音波說沒有瘜肉，常常子宮鏡去看反而有瘜肉……」我淡定的回答。

「怎麼會這樣啊，蘇醫生……」

所以那天我幫她看了子宮鏡，子宮腔空空如也。沒有瘜肉。

「醫生，子宮鏡檢查沒有瘜肉，但超音波說有，這樣真的沒有嗎？」

子宮鏡是攝影機實際伸到子宮腔看的，就像我們拿手機進去房間拍攝一樣。看到沒東西，就是沒東西。一翻兩瞪眼。

再來是切除瘜肉的問題。

「蘇醫生，我的醫生說冷刀切瘜肉會痛需要麻醉。為何您說冷刀切瘜肉不用麻醉？」

這要先理解實際上的情況。一般瘜肉本身是沒有長神經的，切沒有神經的瘜肉是沒有感覺的。這跟剪頭髮一樣，頭髮沒有神經，所以鮮少人剪頭髮需要麻醉的。

但是為何很多醫生切瘜肉需要請病人麻醉，癥結點在設備，再來才是技術。子宮鏡的器械太粗，進出子宮頸會讓病人感覺疼痛，這就需要麻醉。如果選用的冷刀子宮鏡設備管徑是很細的那種，進出子宮頸就沒什麼痛感，這樣就不用麻醉了。

舉一個比較實際的例子就是便祕的時候。便祕時糞便又大又硬，解便的時候就會很痛，甚至肛門會撕裂傷。如果每天解軟便，肛門阻力小，一般上大號的時候就沒有痛感。子宮鏡手術有類似的概念。

再來是復發的問題，如果是長很多個瘜肉的，復發的機率會稍微高一點。單一的瘜肉，比較少復發。

做個結論，如果懷疑有瘜肉，一般會建議先用不麻醉、低痛感的子宮鏡確認一次，如果沒瘜肉就不用進手術房麻醉處理。以免白挨一刀。

如果子宮鏡發現有瘜肉，一般只要用比較精細的冷刀子宮鏡，在有經驗的子宮鏡醫生的執行下，是可以做到低不適感，不痛的冷刀子宮鏡瘜肉切除。這樣可以省去麻醉的風險跟時間。一般進手術室大概需要花費一～二小時甚至半天的時間才能離開醫院，而且需要有人陪同。不麻醉的子宮鏡手術就不需要另一個家屬陪同，而且整個手術時間大概只要十分鐘。整體而言風險低很多，耗費的成本也相對低很多。

精準醫療的精神就是要讓整個醫療服務更有效率，更安全。也期望降低整個家庭、社會的成本，讓大家快速回到正常的生活。

「蘇醫生，我走路沒走幾步就喘了。整個人覺得好累好累，心跳很快。」

「我已經連續好幾個月的經期都來很多，睡覺整個床都是血。醫生說子宮要拿掉才會好。」

她三十八歲，來我的門診的時候整個人臉色蒼白。說是白雪公主也一點也不為過。而且她面容姣好，配上無血色白皙的肌膚，真的有林黛玉之感。

「醫生說子宮需要拿掉，不然無法改善。」

（話是沒有錯，但是她才三十八歲而已。）

「對啊醫生，我女兒她這樣一直流血也不是辦法，聽說你可以用小傷口切子宮。不用傳統手術。你看看能不能幫我們處理，錢不是問題。」

「我不想再這樣流血下去了，整個人很累。每天都過得好辛苦。再麻煩醫生了，看看能不能幫我切子宮。」
三十八歲切子宮也不是不可以，但真的需要切子宮嗎？
「我們先做一個超音波看看好了。」
「醫生，我們都看過很多間醫院了，他們都建議切子宮，因為貧血指數只有四。」
「我了解，不過先檢查看看再決定怎麼處理好了。」
於是我幫她安排了超音波檢查。
超音波顯示子宮大概十公分，子宮裡面有一個三公分的肌瘤，而且是只有一個三公分的肌瘤。意思是說扣掉三公分的肌瘤子宮大概還算是正常的大小。
「這肌瘤的位置很有可能是黏膜下肌瘤，如果能安排一個子宮鏡檢查，可以判斷之。如果是黏膜下肌瘤，應該切除肌瘤就可以喔！」
「真的嗎醫生？我看很多個醫師都說要切子宮耶？你有把握保留子宮嗎？」
我們做完了子宮鏡，確定是一個黏膜下肌瘤。老實說這樣的黏膜下肌瘤真的很好處理。

「這只要子宮鏡切除肌瘤就可以解決問題了喔。」

「但，醫生，真的不用切子宮嗎？會不會開刀開一半要改成切子宮啊？」

「不用。」

「會不會貧血太嚴重，改成切子宮啊？」

「不用。輸血就可以。」

「會不會開刀開太久改成切子宮啊？」

「不用，這手術只要半小時……」

「什麼？只要半小時？醫生你確定你有把握？」

我想她應該是被恐嚇太多次切子宮了，完全無法理性的面對目前的問題。理論上這樣的大出血就是俗稱「小辣椒」的黏膜下肌瘤造成的。因為實在是「小」，所以只要選對手術方式，從子宮鏡下切除肌瘤。就可以順利過關了。

後來我們決定「試看看」……

當然這個嘗試一定是順利的，因為這手術真的是很單純的一個子宮鏡手術。

半年後的回診，貧血已經改善接近正常了。超音波檢查也沒發現肌瘤復發。整個子宮完全正常。她不再有切子宮的念頭了。

後記：

肌瘤造成的大出血一般只要切除肌瘤就可以了，除非太複雜。黏膜下肌瘤用子宮鏡就可以處理喔！

黏膜下肌瘤分成兩種型態：

1.第一型五〇％以上露出在子宮腔。

2.第二型五〇％以下露出子宮腔。

原則上第一型比第二型好處理。

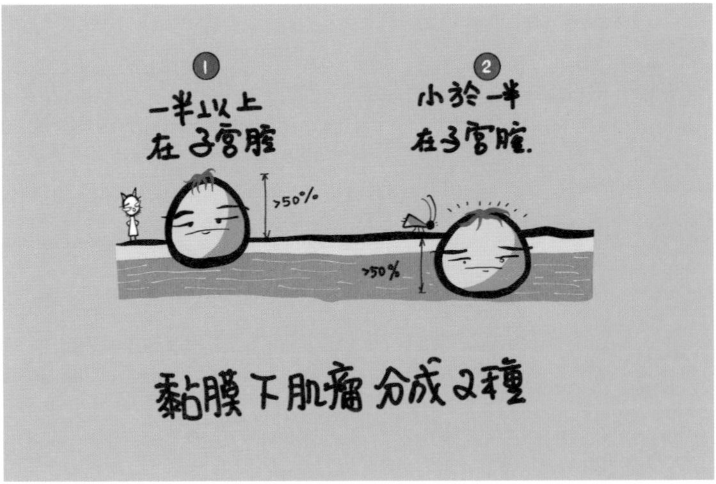

其實上天給我們很多、很多次機會。

天天在看婦科腫瘤，看久了會覺得，很多時候老天爺對我們實在不薄。會走到一個無法挽回的地步常常是被我們自己搞的。

「沒錯，我就是一直逃避……」她這樣的回答我。

三年前她做過一次子宮內膜刮搔術，被診斷罹患子宮內膜癌。被告知癌症以後，她選擇無視。日子照過，工作照常，出國旅行、吃大餐慶生都照常舉行。但不正常的滴滴答答的出血一直都存在。

「聽到醫生要我拿掉子宮，我就不再打算踏進醫院一步。直到最近我的貧血越來越嚴重，已經到走路會喘了。蘇醫生，這次我要來懺悔，我要來面對我的一切了。」

「請問我還有機會嗎……」

（還有機會嗎？有吧。）

我幫她安排了子宮鏡，沒意外的，子宮腔都塞滿了病變的內膜。我們順道做了子宮鏡的異常內膜切除手術，切下整片的異常內膜組織。

一週後她回來看切片的結果，很幸運的是，絕大部分的病變都只是內膜增生，只有一小部分的區塊是子宮內膜癌。這是何等的幸運啊！

於是我們做了子宮內膜癌的分期手術。把該切掉的子宮、卵巢、淋巴結等都切除乾淨。人生又再度走上了軌道。

有一天她出現在我的診間，應該是手術後第三年吧，她拿出一些文件要我幫忙寫領養的理由。

「醫生，謝謝你幫我，我感覺我已經準備好了，我終於接受了我的全部。生這個病讓我更認識了自己，更清楚我要的是什麼。我要開始下一階段的人生了。我要先擁有健康，再來我們要去領養一個小孩子。健康跟擁有小孩其實是可以兩全其美的！」

原來她當初的掙扎點是因為還沒有懷上一個小孩。很高興她走出來了。趁寫文件的時候，我認真複習了她的病歷，讚嘆到：

「其實老天爺一直以來都很眷顧著我們，祂設計了一個癌症，而且賦予這癌症一個進程緩慢的特色，還有用不正常出血來提醒患者，身體有異樣了。」

「有這樣的老天爺，我們真的很幸福。」我轉頭跟她這樣說。

老天爺，永遠都給我們時間跟機會讓自己看清自己。就像龜兔賽跑的兔子一樣，只要不要一睡不醒讓癌症追上自己，好好正視自己的想法，釐清頭緒。然後坦然面對問題。一切都可以迎刃而解！

子宮內膜癌是進展很慢的癌症。發現的絕大多數是初期（第一期）。而且初期就會用不正常出血來嚇妳（滴滴答答），妳不會不知道自己身體有異樣的。一般發現子宮內膜癌不用擔心，手術治療以後九成以上的病人都能過關。

即使是一時不察，不想面對，往往也是以喜劇收場。

大家加油！沒有解決不了的問題！

只要肯面對，老天都會眷顧我們的！

Part 3
疑難病症大冒險

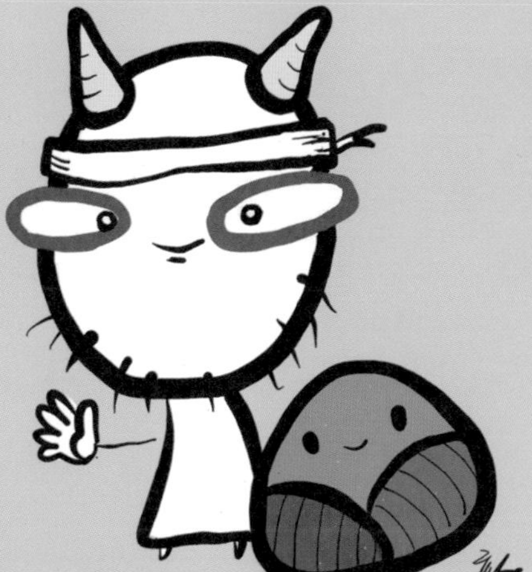

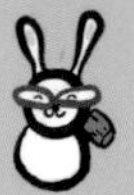

子宮內膜間質肉癌

前天開了一個疑似子宮肉癌的患者做腹腔鏡子宮全切除，手術順利，今天回家了。

好在切下來的腫瘤我肉眼看不太像肉癌，只是壞死爛掉的肌瘤而已，但是超～級～臭。

這個月我累計做了三個疑似肉癌的案例，是其他醫生轉來給我的。其中一個是非常罕見的血管性子宮肌瘤。（良性，但會從血管轉移）

處理完這個案例以後，讓我想到一個故事……

他們兩夫妻來看我的時候，雙方的手是十指緊扣的。乍看雙方大概都是三十出頭吧。

先生是個白面書生樣，談吐溫文儒雅，但愁容滿面。

女生也是白面，不過是那種虛弱的病容，全身無力，跟她先生站在一起雖然都是白面，但對比強烈。他們走進來診間，整個房間的溫度著實降了兩三度。

女生被診斷三公分子宮肌瘤，貧血到三．五，這是非常嚴重的貧血。

很多醫生都跟她說需要把那顆肌瘤切除，因為用了各式各樣的藥物都無法控制出血。這樣一搞就超過半年。

先生一邊說明一邊痛哭流淚，希望我能救救他太太，他甚至可以不要子宮不要小孩但要保住他的太太，女孩是他生命的唯一。

仔細詢問原委，原來每個醫生都說，這個手術會很危險，因為他太太有凝血功能障礙。也就是說，切開的傷口，很難止血，術中可能會大出血致死，沒人敢幫她手術。

我回頭跟女生討論病情，她眉清目秀，講話條理分明，雖然病容滿面，但客觀開朗。

「醫生您就放心幫我開刀處理吧！我覺得我可以戰勝它。我相信您，我有信心！即使萬一失敗，也是一種命，我可以接受。」

很難想像，一個風中殘燭樣的女生，其人生態度是如此的正向豁達。

我看看她的超音波、她的子宮、她的肌瘤……這瘤的樣子……有點不像肌瘤，回頭看看女生的容貌氣場……我覺得她實際上正面對一個更大的問題……這讓我背脊發涼……

我安排了子宮鏡，因為我認為這顆瘤非常貼近子宮腔，是否是因為這樣造成出血，而且我更害怕的是另一個可能……

子宮鏡是一個微攝影機，能伸入子宮腔中，拍攝到子宮腔內的實際影響，不用靠超音波間接判斷。

一個小時後，我接到電話，樓上的子宮鏡醫生回報子宮腔是正常的，空無一物。

我一臉疑惑，這個答案，跟我的想像（這顆瘤應該會露出一點在子宮腔內）不一樣。

為了證明我的假設，我請護理師跟外面等候的病人們說明一下，我必須親自上樓看看到底發生了什麼事。

真的，子宮鏡進去以後，真的是空無一物，沒有看到出血，那到底出血的源頭在哪？

不死心再認真看了一下。

嗯……

在子宮腔的某個角落，有個針尖般的小洞，血絲從那裡流出來……

我稍微用點力鏡頭進去那個小洞，我得到了答案。洞裡就是那三公分的瘤，但那不是肌瘤，是滿滿瘜肉狀的腫瘤，但充血嚴重。

（在肌肉層裡的瘜肉？這應該是……）

「不好意思，我知道你們很想快快處理這個問題，快快切除腫瘤，但是我認為，應該要做個腫瘤切片，確認這顆瘤的真實身分，才能正確的決定怎麼治療。」

仔細說明原委，我們安排了子宮鏡切片手術，術後一切順利，一週後回診。

那天一個彪形大漢衝進我的診間，你！誤診！延誤病情！肌瘤不趕快開刀切掉！還做子宮鏡切片！我問過其他醫生了，你多此一舉！為了賺錢沒醫德！

原來是女生的父親，如果說現在的魔人，他應該已經被我轟出診間，謝謝再聯絡。那時候的魔人還沒步入魔道……我看著那兩夫妻一臉無奈，跟抱歉。

這顆瘤的病理切片報告是子宮內膜間質肉癌（ESS），我無奈的宣判。子宮必須拿掉比較安全。不建議只切肌瘤，因為會有轉移的風險。

診間瞬間氣溫降至冰點。

她父親不再氣憤難平，先生低頭不語。只有女生說道：

「醫生沒關係，該怎樣就怎樣，我勇敢面對！」

我轉頭看向她的父親，伸出我的右手，你願意讓我幫你女兒解決問題嗎？要的話我們現在握手言好。

他們六目相望，我們握手了，最後，我們做了腹腔鏡子宮全切除、卵巢輸卵管全切除、淋巴結清除手術。意思就是標準該切的都切了。

術後三天回家。

一個月後回診，他兩夫妻已脫胎換骨，容光煥發，絲毫沒有烏雲籠罩的氛圍。雖然沒有了子宮但是他們可以擁有彼此，十指相扣……

想起來已經是六年前的故事了，他們現在還好好的、健康的在進行屬於他們的篇章。

結論是：

1.想要抄的捷徑常常不是通往成功的道路。肉癌不建議做局部切除，這樣的轉移機率極高，如果她當初貿然切肌瘤，現在可能已經肉癌復發轉移不在人世了。

2.腹腔鏡不是不能做癌症手術，腹腔鏡只是一個工具。重點是用腹腔鏡的人，需要有完整的微創癌症手術的訓練。就像拿筆寫字，字寫得好不好看，寫字的那個人需要訓練，而且可能還是要有一點天分。不是哪種筆可以寫好字，不是說一個小學生拿起筆寫幾個字，發現字很醜，就把筆丟了，說用這種筆字會寫得很糟糕。

3.醫病關係需要互相體諒，以醫生專業的角度，魔人治療婦科疾病，是以維護病人健康為最高指導原則，在健康無虞的情況下，才會跟患者協調患者可以接受的作法。

並不是你要什麼魔人就要給你什麼，醫療不是服務業，我們必須尊重我們的專業價值，才能做到最妥善的治療。

這幾天祂一直跟我說明我接下來會遇到哪些類型的病人，要我有心理準備，也一直督促著我要先預習一些很久沒複習的細節。

趁著颱風天，我也乖乖的上網複習了相關的醫學知識，以備不時之需。

這時祂又說，別忘了那個「子宮外孕」，我還在想什麼子宮外孕我聽不懂，然後，過了沒一個小時，我就在臉書上看到一個鄉民按了我兩年前一篇文章的讚，頓時背脊發涼。

是一篇有關子宮外孕的文章。

上帝的聲音——

在當醫生的這十幾年，在看病的過程中，有時候會聽到上帝的聲音。這是一種厚實的、沉穩的、不帶情緒的、事不關己的。常常出現的不經意、出其不意、也來得恰到好處。

那天是星期六，沒門診、沒住院病人，睡到自然醒後，正爽爽的在床上養肉。公務機響了……

主任打給我。一個子宮外孕的患者在他的門診一直想手術，但週末主任他不想耗在醫院，就叫我接這個case。「你來看看她，然後手術處裡掉吧。」

那時候我主治醫師第三年，能有病人可以診治都好，哪管它週六週日、白天晚上。我飄去醫院，帶病人到超音波室，睡眼惺忪地盯著她的電子病歷前前後後的看。

（嗯，一週在我們醫院看兩位醫師，通通診斷子宮外孕，要她開刀。好吧就來開吧。）

我轉頭打量了一下病人，她眼神堅定，是個思緒清晰的人。

「小姐，妳前面兩個醫生都診斷妳是子宮外孕，都說要手術，妳怎麼沒照醫生說的去開刀呢？」

「我想去看你的主任，請主任處理。」
「不過主任交給我處理，妳可以接受嗎？」
「可以。完全聽照你主任的建議與安排。」
我正準備複習一下她的超音波，這時候那個聲音出現了——
（這，不是子宮外孕。）
一個沉穩而內斂的聲音飄過腦海，這聲音低了八度……
因為這樣，我再次認真看了一下她的超音波影像。還真的不是那樣明顯的子宮外孕……
我認真滑了她的電子病歷，天啊……
她十幾年前有葡萄胎……但後來治療好了。
這……
「小姐，我想跟妳討論一個狀況，我覺得妳沒有子宮外孕。雖然前面幾位前輩醫生都說妳是子宮外孕，但我覺得妳不是。我反而覺得妳是葡萄胎復發。」
她一臉不置可否，不太能接受我的看法。討價還價的結果，我還是幫她手術但只是用腹腔鏡進去肚子裡看一下兩邊輸卵管，如果正常就不切。真的看到子宮外孕再切輸卵管。

果然，沒有子宮外孕，兩條輸卵管是正常的。

我幫她安排的正子造影檢查，問題在子宮肌肉層裡面。

腫瘤會議的結論是要她做標準的化學治療，但上帝的聲音又出現了。

（這要開刀，它裡面躲著的不只是復發的葡萄胎。）

這回我沒聽這個指示，我把她交給了化學治療的團隊，幫她做化學治療。

這樣過了一年……

有一天我在醫院大廳看到她。

「妳怎麼會在這裡？還沒醫好嗎？」

她搖搖頭……

我當下非常的後悔……

非常的懊惱……

這次我決定不違背那個聲音的指示了，我拉她去一旁，說服她聽我的建議手術。

她欣然同意，手術結果，不只是大家想的葡萄胎復發，她是絨毛膜癌。

很多人問我，我怎麼知道病人是這樣、病人是那樣，依據什麼做診斷，我無法回答。

因為，我只是個墮落的天使，一個魔人，太怪力亂神了，看看美劇好了。

兩年後的今天看到這篇文章真的覺得十分詭異，醫生講求的是科學，我說的這些真的未免太

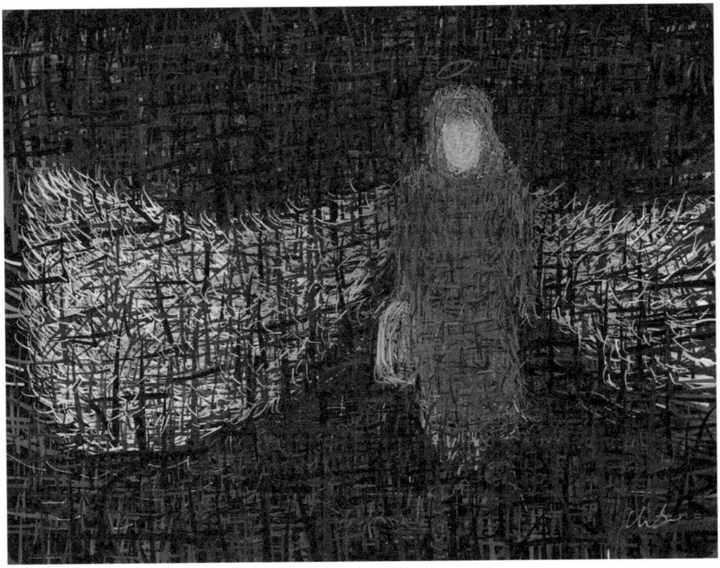

怪力亂神了吧。但最近實在是起乩的功力非常，即使在鬼月結束以後，因此先在這裡預告一下，我不知道你是誰，我不知道你現在是否依然焦慮無助，但沒關係的一切都會過關的，因為我準備好了，我知道你正在看這篇文章，想定以後，歡迎您來找我喔。

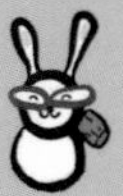

一個天兵的我

記得是十幾年前的事了，一個天兵的我，那時期的我只顧著，日以繼夜、夜以繼日的，絞盡腦汁的窮盡醫術的極致，其他的都不是最重要。不管病人的想法、不切身處地的站在病人那一面思考，只想用一步棋，解決病人的問題。

她來我門診的時候是哭哭啼啼來的……抱了一大疊的病例跟光碟片。

「醫生，我已經三個星期無法排便了……吃了就吐……肚子很脹……」

「別的醫生告訴我，我是卵巢癌，請問您有沒有辦法可以救救我……」

我打量了她，她瘦骨如柴（三十六公斤而已），面黃肌瘦，肚子腫得跟青蛙一樣，而且才三十八歲而已。

手上的一堆病歷影本，包含三家大醫院的林林總總檢查，通通劍指卵巢癌。而且在某家大醫院已經要安排開刀，切除腫瘤。

我認真看了一下病歷資料，兩顆卵巢腫瘤，每顆瘤都是十來公分。

沒有腹水、但肚子很臌、很脹，從陰道內診我摸到一個像石頭般硬的腫瘤，難怪大便大不出來。超音波、電腦斷層的報告都診斷卵巢癌，腫瘤指數CA 125，破百。

（咦……她有一個避孕器在子宮裡面……）

「請問妳的避孕器放多久了」

「生完小孩就裝，超過十年了。」

我低頭閉上眼睛。

（超過十年的避孕器、硬邦邦的卵巢腫瘤、沒腹水、貧血、慢性腹痛半年以上……）

「醫生……醫生……醫生……快跟我說我要怎麼辦？」

她硬生生的把我從我的小宇宙中拉回來。

「住院，打針。」我淡定的說。

「啊？我不需要開刀嗎？」她焦慮的看著我。

「妳的病不是卵巢癌，住院打針，兩週後可以大便，打針兩個月後會好。現在暫時先打靜脈營養劑吧。」我粗暴的結束了這一回合。

隔天病房查房，她見到我又哭哭啼啼的。

「醫生你怎麼不幫我開刀，我朋友都說你專門開刀的。你就幫我開刀治療吧！」

「妳這是放射狀菌感染，這種沾黏會很嚴重，貿然開刀，腸子膀胱都會破掉，很有可能會做腸造口。乖乖打抗生素吧！」我就這樣離開了。

第二天住院查房。

「醫生，我明明是卵巢癌，你怎麼不幫我手術！」

「妳開刀，腸子會破，這種破，需要做到腸子造口在肚皮上，妳要嗎？乖乖打針吧！」

就這樣，我們每天上演雞同鴨講的戲碼，直到第七天，她先生終於來了。是一個做水電工程的老闆，他看到我就破口大罵：

「你這個庸醫！卵巢癌不開刀，住院一週沒治療，我太太到現在無法吃東西，肚子脹！你到底會不會醫？」

「我仔細看過了，這不是卵巢癌，這是一種感染，再兩天，就可以大便。」

「再兩天？再兩天我老婆就死了，你看起來才三十出頭歲，你到底會不會？爛醫生！」

這一罵就被罵了很久。被罵到後面我已經出神，只看到他激動的言行，但無法接收其內容。我想我該講的該說明的都說了，治療也正確。這些刁民到底在激動什麼勁。

突然閃過一個聲音：

（要知道病人在乎的點，你這個笨蛋。）

我突然恍然大悟，狼狽的離開病房……

下午我推掉了一些醫務，再次踏入她的病房。我坐在她旁邊，陪她哭，聽她跟她先生的抱怨，他們問的問題，我慢慢回答，這樣待了超過一個小時。

結束以後，兩夫妻跟我鞠躬，隔天查房衝突不見了，我突然發現病人變可愛了，家屬也變可愛了，對話開始出現謝謝，開始有了互動與信任。

第十天，她排氣大便。

第十一天，肚子消風，扁回正常，可以正常吃東西。

第十四天，我生平第一次被封做神。

因為腫瘤只剩下六公分。

同儕紛紛問我為何可以這樣斷定她不是卵巢癌？

但我的心，已經不在乎這病怎麼診斷，醫術很重要，但人更重要，我從那天開始改變了我看病的態度。

我減低門診住院量，多花時間在每個需要的病人身上。不求醫治很多病人，只求手上的每個病人都能順心。當然以我的火爆浪子個性，要做到醫病醫心，不是一兩年可以達成，回頭看這些日子，這些修行，我覺得我變很多，這要感謝那個聲音，一直以來的指導提攜。

對了，後來那位患者回門診打針治療共兩個月，卵巢恢復正常大小，她的體重變成四十五公斤以上，氣色都變好了。排便正常，而且重點是，她心情好了。她知道她不是癌症，跟其他人一樣，有一個美好的人生，而我一輩子都會記住這個案例。

因為她，我找到了方向。不能只追求疾病的治療，還需要讓大家得到心靈的滿足。雖然我私底下脾氣一樣火爆，但身為醫行者，我會持續努力下去。

輸卵管阻塞

今天要來分享一個疑難雜症的故事。

這回主要是講不孕症。

一般不孕症的定義是有規則的性生活一年，仍然無法懷孕的，會被歸類到不孕症。

那天來看診的是一個三十七歲的小姐，她結婚七年，努力很多很多次。仍然無法懷上一個小孩。她算是配合度很高的患者，而且好溝通，講話條理分明，思緒清楚。兩夫妻做了一系列的檢查都沒有問題，唯一有問題的是她的輸卵管攝影。她的輸卵管是完全沒顯影，一般這樣的情況都猜測是輸卵管阻塞。

「看來試管嬰兒是唯一的辦法了。」我說道。

但先生還是很堅持希望能夠自然懷孕，因為他覺得做試管打針、取卵這樣下來女生辛苦了。自然懷孕比較輕鬆……

女方也是有點害怕做試管嬰兒，兩夫妻就一直問我是否有不用試管的方法可以懷孕。

一般我會說沒有，但那天……

「……，有一個全世界沒有人試過的方法。它在我的腦海盤算很久了。妳可能可以試看看。如果妳敢嘗試的話。」

「這輸卵管攝影的結果，看起來像是管子進子宮的地方阻塞。我可能可以把塞住的地方截斷，然後把健康的輸卵管重新種植回子宮。」

「請問成功率多少？」

「不知道，這方法沒人做過。」

「請問併發症有哪些？」

「不清楚，我沒嘗試過。」

「我想做。」

「妳……確……定……？」

「我確定。」

「我們確定。」兩夫妻這樣回答。

感謝他們對我的信任，因為他們，我完成了第一例腹腔鏡輸卵管再植入手術。後來陸陸續續做了二十幾位患者，成功率七成，懷孕率大概有六成多。

術後三個月，她自然懷孕了，也順利產下健康的寶寶。

感謝他們的奉獻，讓我可以完成這種書上沒寫的手術，也讓後面幾位患者能因此順利自然懷孕。

再次感謝大家的無私。

讓輸卵管手術能有一個再進化的契機。

子宮角外孕

上次遇到她，是在我的診間前面，一個剛恰到好處的笑容吸引了我的目光。

「謝謝醫師，讓我順利懷孕。」

我愣了一下。

「上次醫生幫我的子宮角外孕修整過後，我懷孕了。」她深深的一鞠躬。

診間外滿滿的等候病人，眾目睽睽下，我有點手足無措，我輕輕道聲恭喜。就進診間上工去。

那一個畫面我遲遲無法忘懷，那個完美笑容，是打從心裡高興的那種。我到底做了什麼事讓她這樣開心，沒看診，卻跑來診間前面等我跟我道謝。

下診以後，我尋跡找到她的病例資料，我想起來了，她是一個外院轉診的患者。她以前就子宮外孕一次，左側的輸卵管被切除了。這次運氣也不太好，來是因為右側子宮角外孕。

先說明一下什麼是子宮角外孕。如果子宮當作是人的身體，那雙側輸卵管就是人的兩雙手。一般子宮外孕是在手肘的位置。但子宮角外孕是外孕在肩膀。過去都是要連同整隻手跟肩膀切除才能解決。而且子宮角外孕破裂是很容易造成休克的。

「醫生，切掉以後我就沒輸卵管了。無法懷孕，是吧？」我點點頭。空氣中露出淡淡的無奈。處於這樣不捨的狀態下，我這自虐的心又再次的浮現……

「但……我可能可以幫妳重整看看，可是不能保證會成功。因為這方法還在驗證中。」

「所以這不是標準的治療？」

「對，目前是嘗試性的作法，需要累積更多的經驗。」

「我願意試看看。」

因此我幫她切除子宮角以後，把切下來剩下的手臂做了輸卵管再植入手術。術後一切正常，三個月後，輸卵管攝影顯示重建的輸卵管是有通的。

她這回再一次出現在我診間已經是快一年後的事了。能得知這個消息我很高興。表示這個非主流的客製化手術，可以讓原來無解的難題，變成有機會能有個好的結局。

有時候為了個案患者的健康，捨棄既有的SOP並不是一個邪惡的事。很可惜，現實世界就有一群衛道人士，不能接受這樣的事。寧願把我們這些人釘十字架，也不樂見跳脫體制內的治療方針。是有點遺憾的地方。

Anyway，努力做自己，讓大家能健康快樂，這樣就好了。

分享完畢！

她來看我的時候是帶著一個沒有心跳的寶。

我大概看了一下，她有一個大約二十五公分大的子宮，長了滿滿滿的肌瘤。懷孕八週沒心跳，一直出血。

對了，她只有二十九歲，會來我這，又是因為其他醫生搞不定……

他們想要幫她做人工流產，希望能藉此止住大出血。

但是那個胚胎著床的地方是在子宮最高的位置。離子宮頸口大約二十公分遠。

一般人工流產的器械根本搆不到這個胚胎。甚至還有醫生建議，以她目前的狀況只能連子宮一起拿掉才能止住大出血……

那個時候的她已經一臉白菜，失血嚴重，萬念俱灰。

我提供一個解法，從陰道用子宮鏡加上腹腔鏡的器械，把沒心跳的胚胎一片一片的夾光，不然單靠子宮鏡器械也是太短。結果手術順利，成功止住大出血也拿光了胚胎組織，子宮也因此保住。

三個月後，她貧血好多了，我們開始回頭面對那始作俑者：「滿坑滿谷的肌瘤」。

我們用腹腔鏡把這些肌瘤一顆一顆的處理掉。

但屋漏偏逢連夜雨，從術中發現跟病理報告結果，都指出她是一種罕見的肌瘤型態，叫做STUMP，醫學上是指「未知惡性度的肌瘤」，這種肌瘤的組織常常是以組織液化的型態表現，十分少見。

跟她詳細討論整個利弊得失以後，她聽從我的建議勇敢保留子宮，密集追蹤是否復發，然後想盡辦法趕快懷孕。

後來一年左右，她懷孕了。也順利剖腹產，生一個健康寶寶。後續追蹤肌瘤也沒有再復發。

這位媽媽雖然遇到一般人不會遇到的問題，但她勇敢的一一面對，是一個關關難過關關過的幸運母親。

我被請去腎臟科病房看一個住院會診。

她，四十五歲被懷疑腎臟發炎從急診送到腎臟科病房診治。但是後來發現她有雙子宮，而且兩個子宮腔裡都蓄著滿滿的膿，因此我就被招喚了。腎臟科主治醫師非常無奈的跟我說：

「我請你們婦產科醫生來看很多次了，每個主治醫師都建議我們繼續用抗生素治療，這樣情況已經快半個月了，情況無法改善，到底要沒完沒了到什麼時候。」

我翻翻病歷，看了前幾個前輩們的建議，也只能跟著無奈。大醫院的制度就是那樣，派資深的住院醫生去現場看病房會診，然後回報給值班主治醫師，讓值班主治醫師做決定。

我心裡知道是什麼原因，讓大家看完會診後，都一致認同的指示繼續施打抗生素。因為快一個月前，我們婦產科有個患者子宮腔蓄膿，因為病況太嚴重，患者在手術的過程過世了。

因此今天這個會診病人，沒有人敢碰。害怕自己再遇到一樣的事情。

我到病床旁，看了患者，她倒在病床上翻滾，疼痛難耐，一直哀嚎著，回頭知道我是婦產科醫生，衝過來雙手用力的抓著我的左手臂，我的手臂都被她的指甲掐出深深痕跡來……

「醫生，你救救我，我生不如死……」

還真的是生不如死，她這樣在床上翻滾已經好幾天了……真的是……

這寒蟬效應真的是太恐怖了。

我幫她手術，把兩個子宮給切除。雖然過程中一堆同事跑來警告我，小心這病人會跟科內上一個病人一樣死在手術檯上，但我還是照該怎麼做就怎麼做的態度幫她手術。

之後，她就變成我的老病人了，每年回來看我，做做抹片，在診間跟我聊天，諮詢一些其他病症的問題。

人生就是那樣奇妙，會有些節點掌控你的全部。很高興我參與了她的那次人生節點，雖然不知道她節點後的人生怎麼走，但能看到她每年都開心回來複診，不就好了嗎？

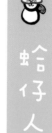

蛤仔人生

應該大家都曾去海產店點「炒海瓜子」這道菜。好吃的炒海瓜子會讓人一口接一口，配上九層塔一起炒真的是人間美味。

但當眾人搶食到正起勁，盤子裡只剩下幾個含苞待放的海瓜子的時候，就很悶了。那種想吃又打不開的狀態，其箇中滋味應該各位看倌都能知其冷暖。

今天就來分享我遇到的一個蛤仔人生。她是一個結婚許久都無法懷孕的女孩。兩夫妻一起來看我，希望我能幫他們檢查看看子宮腔有沒有問題，我二話不說就接下這個任務。

當然以老夫多年的子宮鏡經驗，這種不孕的案例從進去子宮到看完全部子宮腔應該只要一分鐘吧。一般都是以正常子宮腔結果收場，小弟我可以很帥氣的完成任務。

「哇！醫師，都沒感覺耶！」

「疑？已經做完了喔？」

這樣我就能翹著屁股離開檢查室。但人生最厲害的地方就是有那個But……

「疑……誒……啊……喔……」我滴咕著……

她的子宮頸內管還真的有點詭異，構造還真的給她怪怪的……

「請問有拿過小孩嗎？」

「沒有……」

「請問有做過子宮鏡手術嗎？」

「呃……沒有……」

（啥都沒有怎麼會這樣詭異？）

這樣摸來摸去五分鐘就過去了，還是找不到進去子宮腔的路徑。當然她是非常勇敢的女孩，很努力的配合我的檢查。

喔，對了忘記提到她的先生，很少做子宮鏡檢查先生會主動要求進去陪老婆的，而且全程牽著她手認真的參與。

當我在努力尋找出路的時候，先生開始鼓勵我了：

「這解剖構造還真複雜……」

（他人真好，已經開始扮演我的老教授鼓勵我了。）

折騰了半天，還是無法進到子宮腔，我只好拿出我最原始的方法……拿細細的探棒，憑著小弟在業界名列前茅的手感開始探測那詭異的路徑。

（還真的很詭異的路徑……）

我用那探棒找到了進去子宮腔的路，還真的有點曲折，為了謹慎起見，我還用已經塵封已久的軟式子宮鏡來探探那個路徑。

（嗯嗯，這條蜿蜒的路是可行的，可以到子宮腔。）

但軟鏡實在畫質太差，最後我用硬式子宮鏡完成任務。

「各位觀眾，檢查結果子宮腔正常。」

確定，非常確定她有一個正常的子宮腔，但這個But，讓大夥折騰了近二十分鐘。

距離上次給病人吃全餐、滿漢全席的裝備全上，應該有五年了吧。

以我一年做一千個子宮鏡檢查的比率，五千分之一的機率，嗯……我們今天是遇到籤王了。

但最終還是有完成任務，沒有像我的子宮鏡同意書上寫到的要改替代方案。

「一些特殊情況，哥會建議您用替代方案喔，有時候子宮頸太狹窄進不去子宮腔的話，需要麻醉下做喔。」

回頭討論一下這個案例，好好沒做過手術的子宮頸，怎麼會黏成如此緊，認真查看了她的子宮內膜，其實還是能看出一些端倪。她有一種小小小小小的奶嘴瘜肉，分布在子宮內膜的表面。這一般是子宮內膜發炎過的人才會有的情況。

有可能是這樣，她的子宮頸也發炎過才會如此狹窄跟詭異。

結束以後，兩夫妻在候診區跟我們醫護人員「喇滴賽」，她就問說：

「醫生，這一直進不去，看不到子宮腔的感覺是不是就像……想吃蛤仔，但蚌殼打不開的感覺？」

（還真的是那種感覺……哥今天好悶……哥今天好無奈……很久很久沒幫病人上全餐了。）

結論就是：

再怎樣有經驗，再怎樣有把握，再怎樣簡單的醫學檢查。都有可能會有踢到鐵板的時候，同意書上寫的警語，都不是寫好看的。都是我們行醫時會遇到的情況，即使機會是低到我自己都忘記自己曾經遇到過類似的情況，直到遇到下一個，不想想起的往事才會再次浮現在腦海。

這次就是一個活生生的例子，一個蛤仔的人生。醫病雙方都很無奈，好在醫病溝通是很暢通的，整個檢查結束，醫病一夥人還是說說笑笑的回顧剛剛那驚心動魄的三十分鐘。

在此很謝謝你們的支持與鼓勵，讓醫護團隊能竭盡所能的（不惜上滿漢全席）幫大家完成任務。

鞠躬……下課。

在講故事以前先說明一下背景知識。

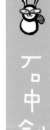

籃球員能投籃得分、棒球選手能打出安打，都是靠著身體的本體感覺，人的大腦可以感覺得到身體各部分肌肉運動的細微變化，也就是土話說的手感。本體感覺越好，手感越強，肌肉的協調能力更佳，行為更精準。

那不知道是幾年前發生的故事。

我還在大醫院的時代，我們婦產科有八間手術房，每天像生產線一樣，一個接一個的幫病人手術。我的習慣是結束一個手術的空檔會去這八個房間轉一轉，串串門子，就像當初當總醫師的時候一樣，了解一下今天整個婦產科有哪些手術在進行。

那天我遠遠就感覺得到，其中一個房間氛圍不太對，護理師焦慮的進進出出房間。我湊過去問了個詳細。

「發生了什麼事？」

「一個子宮鏡瘜肉手術做了快兩個小時了！還無法完成……」

（兩個小時！一般三十分鐘內就可以結束的手術耶……）

「好像子宮鏡器械進不去子宮腔，子宮頸有點問題。」

原來，是子宮頸重度沾黏，無法讓子宮鏡伸到子宮腔來做瘜肉切除手術。據說已經換N個醫生嘗試了。總醫師、資深住院醫師、主治醫師、主任、部長通通被叫來救火。但一樣進不去。

「蘇醫師，你去救他們一下吧……」

「欸～長官們都無法的，如果我等一下成功完成任務，不只是沒加分還會被扣分……」

「哎歐，幫助那位病人最重要，你在想這些槓麻！」

我深吸一口氣，飄進那個房間。

「不然我來試看看好了……」

現場的病人已經吃了全餐，超音波、鴨嘴、擴宮棒、探棒、固定鉗，什麼都上陣了。還好病人是麻醉狀態，不然一定超級不好受。

「我們大夥已經試了一輪又一輪了，這case非常棘手，可能今天就先這樣如果不行就算了，放棄。」病人的主治醫師無奈的跟我說道。

我當下覺得好像在進行一場拔石中劍大會，能拔出那把劍的就是天選的救世主。啊我這位路人甲，陰錯陽差的被推上去拔劍，而且在眾大老的面前。

我刷手上陣，拿起我最習慣的一號擴宮棒，探探子宮頸，稍微感覺一下那路徑。

「嗯……按內……」我用著我的手感在盲探著那個子宮頸小通道……最後我閉上眼睛專注的感覺其中每一個細微的變化。

「好了，我進去了……」全程沒有一分鐘。

大夥驚訝的表情通通寫在臉上，病人的主治醫師著實的鬆了一口氣。

「蘇醫師，看來應該交給你繼續完成手術了……」而其他看戲的人紛紛鳥獸散。

十五分鐘後，我完成了瘜肉切除手術。手術結束以後，我稍微看了一下當初卡關的地方，其實那卡關的狹窄處已經被弄到很接近膀胱了。膀胱沒破算是大家的運氣真的很不錯。

搞兩個小時沒出事的運氣、我有空檔飄過去的剛好、有個正義感滿點的護理師推我上陣的關鍵一腳，才造就了一個機會讓這個病人全身而退。冥冥中上天有保佑著大夥。

很開心我當時能拔出石中劍，那個時候讓我開始體悟到，原來我不是一個路人甲而已。

轉眼間腦海裡的故事已經變成陳年往事。那次發生的過程我久久無法忘懷，因為實在是太沒禮貌了。

我們科裡有一位資深醫師他人緣非常的好，不管發生什麼事大家都願意出手幫他，不管是多嚴重的問題大家都能體諒原諒他。對我來說他是師長也是朋友，他沒心機，待人真誠，你有困難他一定兩肋插刀，但那天我真的對他有點太超過了。

那天我在他對面的房間手術，開著開著就聽到對面房間有一陣騷動。護理師進進出出，忙碌異常。隔了一陣子就聽到……

「去推C-arm來！」

C-arm是「C型臂X光透視機」的行話，一般婦科手術中會叫這台機器是很罕見的，大概猜得出來不外乎就是手術的某金屬物掉在病人的肚子裡找不到。比如說縫組織的針頭。

小弟以救火隊出生的職業病，忍不住請我的手術房護理師到我身旁說：

「去了解一下對面發生了什麼事情，回來跟我報告。」

原來是一個腹腔鏡手術，手術過程中縫組織的針頭在拿出腹腔的過程中跟線斷掉分離了。線拿出來了，但針不翼而飛。

C-arm 還在路上，大夥焦急的不得了，找不到針，手術就無法結束，不能把針留在病人的身體裡啊。

「整個肚子找遍了都找不到嗎？」我一邊手術一邊問道。

「對！」

「去跟他們的醫生說，腹腔鏡手術拿出針的時候發生這種事，九成以上是卡在肚皮的傷口裡，不是在肚子裡。照C-arm找不到的。好好認真找肚皮那個小洞（小傷口）裡是否卡一個針。」

護理師乖乖照我的建議去對面轉述我的看法。

十五分鐘後，對面房間的醫生說肚皮上的小傷口找過了，沒看到針，好幾個醫生上來找了也沒找到，應該掉在肚子裡了。等C-arm推來手術房來掃描看看。

我嘆了一口氣……

「他們同意我去幫忙嗎？」

幾分鐘以後，對面的護理師請我去看看。

我走進房間，原來是那位資深主治醫師的手術。

「針怎麼就在那個節骨眼斷裂。」他非常無奈的看著我。

「我也偶爾會遇到這種鳥事……不過一般我的經驗都是掉在肚皮的肉裡。」

「不過我們好幾個醫生都上來摸過了，那指頭般的小洞裡沒有摸到針。」

我刷完手，上去摸了一番，東轉西轉我的食指，努力在肚皮的小洞裡探測。

嗯～～隱隱約約就是有一個細細的、刺刺的東西在我指尖旁。我淡淡的說：

「在肚皮的肉裡……」

眾人不敢相信的紛紛上來摸了一輪。

「沒感覺到……」

「怎麼沒有？」

我拿起夾子伸到我食指摸到的位置，左右探測了一下，我的夾子也感覺到那個細細的針。就這樣把針夾了出來。

任務結束，折騰半天這手術終於可以收工，讓病人回病房了。而C-arm這時還沒有到現場。

住院醫生、總醫師紛紛上來跟我謝謝。我隨口說：

「謝我沒用，請我喝杯咖啡才有意義。」

沒想到被那位資深主治醫師聽到了，連忙衝上來跟我謝謝，然後說要買咖啡給我喝。我當下羞愧的不知道如何是好，快速的逃回自己的手術房。真的非常沒禮貌、對老師不敬啊……

隔天他帶了一杯星巴克的保溫杯裝好咖啡給我，跟我說謝謝。我這回真的是收也不是，不收也不是。無地自容，有點狼狽。還好老師不計較，原諒了我的狂妄。每次我在家看到這個保溫杯都會想起這段往事，他是這樣的和善，而我竟然這樣對待我尊敬的長輩。實在是喔……唉。

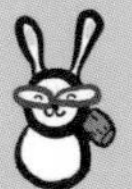

最後一秒的絕殺成功

這次要回顧的是一個緊急的病人。她出現在急診室的時候是因為在家突然而來的肚子劇痛，在地上翻滾。我被通知的時候，急診的醫生已經做了緊急的檢查與處理。

「蘇醫生，我們判斷她應該是卵巢破裂出血。整個肚子積滿了血，臌得像青蛙一樣，而且已經是出血性休克的狀態。」

我被通知的時候，她已經在急診待了半天了。

（出血性休克，竟然沒有緊急手術止血？反而在急診室待了半天！）

詳細研究了一下她的狀態，原來她是長期洗腎的病人，而且是一個先天凝血功能障礙的患者。血小板只有一萬不到。

血小板不到一萬是什麼概念？是一種沒事躺著不動，腦血管隨時都有可能自發性腦溢血的狀態。身體完全禁不起任何的小傷口，隨時出現一個小裂傷都有可能流血致死。

前天值班的婦產科醫生不敢幫她開刀，因為病人很有可能會死在手術檯上。而且病人洗腎，沒有腎功能，麻醉起來風險更高，再加上整個人處於休克的狀態，量不太到血壓，非常難處理。

他們能做的只能一直幫她輸血、輸血小板。希望能讓她自己止住……

但十二小時過去了，肚子還是越來越臌，裡面的血似乎還在流，血壓還是時有時無。整個依然是處在一個非常危急的狀態。隨便一個閃失應該就萬劫不復了。

我就是在這個時候被通知，看看我有沒有什麼辦法與建議。

跟家屬談了一下，她的家人是那種很單純的家庭。周遭飄著濃濃的無助氣氛。

我最受不了的就是這種氣氛，無法接受如此被動的讓命運安排。

「我覺得應該有一絲的希望、一個巧門，可能可以讓她過關。但要你們家人的同意，讓我冒這個風險。」有人打算奇襲戰術來主導這個命運了。

我說明了我的瘋狂計畫。家屬同意了。當然我是他們唯一的浮木，在這節骨眼很難拒絕一個浮木飄過來。當然我知道如果手術失敗了，家屬可能又會是另一個嘴臉。

但那個聲音不斷的告訴我：

（放心，用這巧門，可以過關的。）

我跑去找麻醉科的值班醫生，跟他說明了病人的狀況。我說：

「如果我跟你說，我有辦法能在十五分鐘內完成止血，你願意跟我一起冒險嗎？我有一個很刁鑽的方法可以快速進到肚子裡，盡量不創造手術的傷口，讓血止住。」

那天值班的麻醉科醫師很勇敢的站出來當我的後盾。

我們幫她輸血小板，然後手術進去。

我在她的肚皮上切開兩個〇．三公分的小傷口。用腹腔鏡器械進到肚子裡面。不誇張，整個肚子裡滿滿都是血塊。我清掉一部分血塊，找到破掉出血的卵巢。當下我沒切除或縫合卵巢，因為這太花時間，破壞太多，會創造更多傷口，創造更多可能出血不止的地方。

我反而是直接把供應卵巢的兩條血管燒死，當然這顆卵巢是報銷了，不過這樣做的創面最小。手術整個只花了十來分鐘，但那是一個驚心動魄的十分鐘。最後血停了。病人兩天後出院回家。

故事告訴我們，有時候選擇最危險的道路反而是最安全的決定，但需要的是每一個芝麻綠豆的細節都要正確，不然會一不小心就跌落山谷。

經過五個多小時的手術，我清除了所有骨盆腔的沾黏、發炎組織、舊的血塊。接著朝目標繼續邁進。

（唉，女性真的很偉大，可以努力到這個田地。）

產後大出血是非常危急的產科併發症，常常會讓婦產科醫師措手不及，即使做了該做的處置，也不一定能把局勢控制下來。甚至盡了所有的努力，最終仍然無法保住媽媽的生命。

這個故事就是一個有關於產後大出血的勇敢故事。

「醫生醫生，她在恢復室血崩了，床上滿滿都是血。」她剛生完小孩，人還躺在恢復室，開開心心迎接新的生命來到這個世界。正在全家歡天喜地的時候，殊不知命運已經悄悄調整了她的人生。一個從天堂掉入地獄的安排。

「快快快，快打子宮收縮素，趕快叫血來輸！」醫師一面指揮著，雙手瘋狂的透過肚皮按摩子宮。希望子宮能經過刺激而再次收縮止血。

「媽的，子宮怎麼還是一樣，軟趴趴的！」看著床上越來越多的血，焦慮開始氾濫至整間產房。

這時媽媽突然量不到血壓，瞬間就這樣昏厥過去。

「趕快叫麻醉醫師準備一下。我們要緊急手術！」

所有人乒乒乓乓的推著媽媽衝進手術室，醫生努力的跟先生說明這一切。只見先生呆若木雞的站在那，一句話也說不出來。

手術中，因為失血量實在太快太大，醫生只好切除了子宮，期望能止住出血。然而即使切除了子宮，整個骨盆的傷口依然流血不止……

「媽的！DIC……」這是一種全身性的凝血失常，在大量出血的患者會發生，表示身體已經筋疲力竭到失去自我止血的功能了。

「醫生，她血壓一直都量不到，開始心律不整了……」

醫療團隊決定用滿滿紗布塞滿整個肚子，壓迫所有傷口止血，硬關上肚子留下滿肚的紗布在裡面壓制著。

趕快送去加護病房。但因為狀況實在太差，她的心、肺、腎功能完全停擺。大家只好請出「葉醫師」葉克膜來維持生命。

家人愁雲慘霧，一個歡天喜地的日子竟然瞬間豬羊變色，跌到谷底。

但人生就是這樣的無常不可測。一週後她竟然恢復了意識，可以跟先生互動。慢慢的三個月後她出了加護病房，而且心、肺、腎功能都恢復到正常，到普通病房沒多久，她就出院回家了。這幾乎是一個奇蹟，她很幸運能這樣死裡逃生，可陪伴她的孩子一起長大。

不過命運出的另一個考題才正開始。由於當初塞很多紗布在肚子裡壓迫止血，她骨盆腔的組織都整個被破壞、壞死，直到出院回家都一直有難聞的分泌物、血水，從陰道流出來。

「她的陰道傷口沒癒合，跟肚子是相通的，所以肚子裡的壞死組織一直流出來。」醫生這樣跟先生說明。

每天有臭臭的血水流出來，變成了她的惡夢，但幾次陰道縫合修補仍然無法解決。她的醫生只好請她來找我。

我電話裡聽到上述故事感到非常難過與無奈。但眼前的她卻是另一個光景。

「醫生，開完刀可以吃麥當勞嗎？^_^」

「醫生，做完手術以後是不是就很快可以回家了。」

「我應該不會麻醉以後，就從天上看我的老公小孩了吧？哈哈哈哈！」她非常的開朗，很難想像這幾個月她經歷了非人般的試煉。先生也是摟著她的肩膀呵護著她的臉龐。可以體會到經過那場生離死別，兩人的感情又更加緊密了。

處理這回的疑難雜症，我心情是異常的輕鬆，她給我的正面能量讓我覺得不可能不會成功。

經過五個多小時的腹腔鏡手術，我清除了所有骨盆腔的沾黏、發炎組織、舊的血塊。而且把所有的爛肉都清光，才能確保不再產生其臭無比的組織液。接著朝目標繼續邁進，我找到了陰道盲端，修剪掉所有壞死的陰道。然後完成整個骨盆腔的修補。

她一個月後的回診，傷口一切正常。再也不用面對那些分泌物、血水、跟刺鼻的味道。

終於，一切的一切都回到了正軌。回過頭來看，所有的事件都只是個考驗。人生的道路依舊是蜿蜒曲折，但是可依賴的、穩定的、持續的向前邁進。我可以預見這開朗的一家人可以關關難過關關過，化險為夷。

若見諸相非相，即見如來。

若能見怪不怪，其怪自敗。

救火隊

有時候還滿懷念當初在塑膠醫院的日子，我的存在常常不只是在病人需要的時候出現。我懷念當救火隊的日子，懷念那種在困境中跟同僚一起想辦法解決問題的時刻。

那天我在做一個手術，隔壁的護理師衝進我的房間說他們需要幫忙。一個子宮鏡肌瘤切除手術，有一個快十公分的肌瘤卡在子宮頸的肉裡面。「當初評估這顆瘤應該是在子宮頸內管裡。今天看起來實際是長在子宮頸的肉裡面，一直流血拿不出來……」這個病人的主治醫師無奈的說著。整個戰場都是血跡斑斑。

一般子宮鏡手術都是用子宮鏡器械把肌瘤切掉，但這回的腫瘤太大而且太靠子宮頸外口。這情況用內視鏡開刀就好比一個人拿一本書放在你鼻子前面，怎樣也看不清楚。

我看了一下情況，所幸就不用子宮鏡了，直接用手指把這十公分的子宮頸肌瘤給剝離下來。切除腫瘤以後，再用子宮鏡止血。

有時候面對手術，理解到一個境界就變成無招勝有招。有形變無形。回到病人身上，就是用盡全力，想盡辦法。把病人醫好。不是只照指引、照教科書看病。這也是當初創「自然孔無痕手術」的概念。

另外比如說最近一個病人問道：

「醫生，子宮鏡是否月經結束看比較準。」

一般醫生反射就會說「是」，而且都這樣衛教的。

但我的看法是，你是反覆植入失敗的，如果要看內膜有沒有功能，月經快來前看才知道內膜最厚是多厚。

如果月經快來的時候看內膜還是很薄，沒有看到厚厚的「黃體姐姐」，表示內膜的功能不太好。

什麼時候看子宮鏡不是照書，照規定判斷的，需要看個案的狀況而定。我們醫生的工作就是認真的查出細微的變化，再按照那細微的癥結點處理病症，才能處理好別人無法處理的疑難雜症。

有時候只希望能順利走完全程

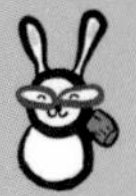

每次到了農曆年前，我就會想起那段往事。

第一次幫張媽媽手術的時候，她的腫瘤已經轉移到骨盆腔與腹部主動脈的淋巴結了。我努力地切光所有的腫瘤，但主動脈上的腫瘤我實在無法把它切光。這顆腫瘤已經嵌入血管，如果硬是把它切掉，主動脈會出現一個大切口。我只能眼巴巴讓它留在主動脈上。這種感覺實在是很差，我不喜歡被腫瘤擊敗，但畢竟人不是神。我已經到了那個極限。

術後，張媽媽開始做化學治療跟放射線治療，但始終無法控制腫瘤的生長。一天我在護理站被她的先生拜託，希望我能去幫張媽媽打氣。距離上次見到張媽媽也是好幾個月以前的事了。她的醫師跟她說需要補充靜脈營養才能有體力對付癌症，眼前的她已經比之前更加的憔悴，眼眶已經開始深陷，那天我陪她話家常，聊她的女兒、她的兒子跟她接下來想去的地方。

「我想參加女兒的婚禮。」

我感覺到她的求生意志，感覺得到她對整個家庭的愛，感受到她的心願未了。這讓我想到我的母親，當初她也是如此的希望能繼續活下去。很遺憾，當下的我已經沒有機會給母親任何的精神支持與慰藉。我能做的是盡自己的努力讓另一個家庭能獲得平靜，能順順利利的協助張媽媽走完全部的旅程，盡量避免另一個遺憾產生。

有一天，我又在電梯裡遇到她的先生，聊了一會發現她狀況更差了。腫瘤已經壓迫了她腸子影響排便。

「我現在最大的願望就是能天天自己大便。現在的我只能偶爾解一點山羊便。」曾幾何時，這已經是一個人最大的願望。一個疾病可以把一個人摧殘到什麼樣的地步。

「我來幫妳挖宿便吧。」

我戴起手套，一點一點的把她的宿便清出來。那天晚上，她說是這陣子最舒服的時候了，肚子變得很輕鬆。

（我能做的也只剩這些了，我無法切乾淨腫瘤，但希望這一點點小動作能讓妳有短暫的快樂。）

就這樣，我就有一搭沒一搭地在工作的空檔去病房看她一下，聊聊天、瞎扯淡，嚴肅的時候，一起討論是否要再手術切除徒長的腫瘤，來換一點比較好的生活品質。

有一天，她先生拿一張照片給我看，是他們全家福的合照，原來她的女兒要結婚了。從照片上看起來，她參加婚禮時的氣色很好，換上一個很自然的假髮，全家人堆滿笑容。跟她聊天可以感覺得到，她內心的喜悅與滿足。

沒多久就聽說她過世的消息。事後她先生還特地來醫院看我，跟我聊聊張媽媽的狀況，感覺起來他有很多的不捨，但也鬆了一口氣，張媽媽終於可以好好休息，不再有病痛。

（我媽媽當初也是這樣吧。）

想到這，我跟她先生不約而同的長嘆一口氣。心有戚戚焉。這種如釋重負的感覺，雖然內心是悲傷的，但也替患者感到解脫。有時候醫師跟病人已經不是在追求什麼康復的方法了，一切一切就是希望能夠順順利利的走完全程。追求那最後的平靜。

盼諸位能掌握現在能掌握的幸福。

浮木

最近一個病人回診，我才想起這段故事，一個有關浮木的故事。

「醫生，我看到你的網路文章發現你是我的浮木。」第一次跟她的相遇是這樣的開場白。

我，是個浮木。

她的醫生要把她的子宮拿掉，但她沒結婚沒生過小孩。三十五歲而已。原因是她有「子宮內膜非典型增生」，一直持續的亂出血。

這是一種癌症前期的病變，再惡化下去就是癌症了。

追蹤了半年，做了兩次的子宮內膜搔刮，結果還是一樣有非典型增生。表示問題沒有消失，壓制不住。

每次聽到這裡，我都能體會到患者的無奈。這好像被丟包到一個深山，沒有導航，沒有地圖狀態。一個沒有山間小徑，沒有方向的森林。妳完全不知道該往哪裡走，完全不知道自己要幹嘛。徬徨無助。到了被要求切子宮的節骨眼，更像是被丟入大海的人，腳踩不到地，只能掙扎的、努力的呼吸，載浮載沉，一直想離開那個狀態。但沒有船、沒有救生衣、沒有救生員。只有焦慮的自己跟身旁過自己生活的魚、蝦、海草，跟無情的海浪。

世界一樣的運轉，只有剩下無助跟自己。

然後在茫茫大海中，看到了我的網路文章。

一根浮木。

這時候的大家根本無法思考，只能反射抓住浮木了，不然下一秒可能子宮就要被拿掉。定下神才能開始看看這根浮木是否能保命。

有人問我，為何要被當浮木，這有正面跟負面的含意。應該要當一艘大船，來載很多人。我也想要有一艘大船，但現在的大環境，像是在乾旱的時期，我們努力打造一艘方舟，只會不斷的被取笑（我過去、現在一直都是如此）。所以暫時只能當一根浮木。漂流在茫茫大海中，尋找需要幫助的人。

但我們已經開始打造方舟了，不管別人怎麼恥笑我們，怎麼阻止我們打造這艘船。我們已經開始進行。我們成立了子宮鏡醫學會，從今年開始要教導有興趣的醫生了解「硬式子宮鏡」。我們開設的子宮鏡治療中心，不再被傳統醫院跟健保束縛，專注在解決大家的苦難。

盼今年、來年、未來幾年，大船能出港，讓更多需要的人能夠獲得幫助。

回到剛剛的患者，我看完子宮鏡發現，內膜裡還是有一些非典型增生的腫瘤，但她的內膜是薄的。當然超音波看不出來，當然吃黃體素無法壓制，當然半年後的搔刮還是有非典型增生，因為腫瘤從來都沒有消失過。

我們安排了子宮鏡手術，在攝影機的目視下切光腫瘤，再用藥物控制。術後相隔半年的追蹤，整個子宮腔乾乾淨淨沒有再看到增生組織。不再需要切子宮。

其實說穿了，這就是一個概念的問題，子宮鏡手術技術門檻很低，難在要把醫學治療的概念扭轉。這樣子宮內膜的治療才能更進步、更精準化，擺脫過去模糊不清，讓醫病都焦慮的治療方式，焦慮到最後都想選擇切子宮的末路。

所以妳能做什麼？

1. 宣導這樣的概念：直接目視到患處，才知道子宮內膜怎麼了。
2. 要求妳的醫生，要求子宮鏡檢查，讓醫生端感受到病人的需求，從病人端推動這樣的概念。促使醫療轉型升級。

再講一個幼兒的故事好了（雖然我再三強調自己不是小兒科……）

四歲小女孩被她的媽媽帶來掛急診。我剛好那天值班，就被叫去看看發生什麼事情。媽媽一臉愁容，感覺到非常的自責。小朋友呢？她反而看起來很鎮定沒有哭鬧。

原來小孩在塑膠板凳上跑跳，一不小心跌了下來。椅子轉了一百八十度，非常不巧的，小朋友的會陰部（陰道跟肛門中間的那塊地方）剛剛好撞上椅子的腳。整個畫面媽媽都看在眼裡，內心的感受不是常人能體會。

這一跌，造成一個一公分長快半公分深的裂傷。有點像生產時幫產婦做的會陰切開術，只是今天遇到的是迷你版。

「叔叔看一下痛痛的地方好嗎？」那時候魔人還年輕到可以叫自己叔叔。

她乖乖的點點頭，真的是一個非常懂事聽話而且勇敢的小孩子。才四歲，跟我女兒差不多年紀。我想如果是我女兒，老早已經歇斯底里到全身衣服都濕透。

媽媽則是很希望這一切不是真的。

「醫生，這有傷害到處女膜嗎？傷到女生那個地方，以後會有什麼影響嗎？」

「這傷口看起來裂得滿工整的，而且不偏不倚在會陰中線上沒裂到其他地方。感覺縫一針就可以搞定。」

「那要不要麻醉，可以局部麻醉就好嗎？」

「我建議做全身麻醉喔，這樣比較安全。」

沒想到最後卡關的是在麻醉的部分，媽媽對麻醉有點擔心，想局部麻醉就好。但打局部麻醉針也會刺痛，我很怕這四歲小妹妹會跳起來。

而且打麻醉一針，縫一針，總共被挨兩針。這暴動的風險有點高。

所以我開始敦親睦鄰了。

「妹妹可以牽牽手，讓叔叔感覺妳下面有多痛嗎？這樣才知道等一下打針要打多少藥讓妳不痛。」

她乖乖的跟我牽手……

「妹妹以前打針會哭嗎？」

她無奈的點點頭。

「那打針很痛哭的時候會亂動嗎？」

她搖搖頭說不會。

「哦，為什麼不會亂動啊？」

「因為亂動會更痛。」

天啊，好聰明的小朋友。

「叔叔等一下會先幫妳傷口冰敷喔，我們冰敷數到一百再開始打針，都不能亂動喔！」

她跟我達成協議讓我冰她一百秒。

於是我就開始冰她的屁股。等冰敷到那遙遠的一百，我快速消毒，縫一針。應該只有那電光火石吧，哈哈哈哈哈。

媽媽說：「打完麻藥了嗎？」

我說：「我縫好了。麻醉的部分剛剛用冰塊麻醉了。」

天下武功唯快不破。

一切結束以後。我隔天回家看著我的女兒捏著她的臉說：

「從今天起，不可以站在椅子上跑跳，不然妳要從一數到一百。」

那對醫生、母親、父親、小妹妹來說，都是一個驚悚的一晚。

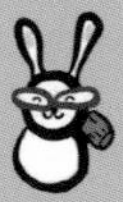

分離尿道與陰道

昨天下班坐捷運的時候，突然想到了一個以前遇到的故事，是一個少見的案例。

她來看診的時候是跟我說，她月經的量從小時候初經開始就很少。而且還有一個問題是小便。從有記憶以來，她的小便就是要坐在馬桶上坐好幾分鐘才能尿乾淨。這樣也過了十年。這回會想要來看診主要的原因是最近認識了一個對象，準備結婚，但至今無法行房，做愛做的事情，有點苦惱。

我檢查發現，她的陰道與尿道幾乎是融合在一起，整個外觀找不到陰道的開口，這也難怪無法行房。

在這先暫停衛教一下，一般生殖系統的構造異常我會建議做幾個檢查。首先是3D立體超音波檢查，用以重建骨盆腔生殖系統的型態。這樣可以讓醫生更了解問題出在哪裡。第二是核磁共振檢查，這也是做解剖上的掃描，但更全面。跟3D立體超音波一起分析可以得到更多的資訊讓醫師分析判斷。第三才是子宮鏡檢查。子宮鏡可以用攝影機直接看到陰道子宮等實際上的構造，讓醫生能在手術前先了解實際上異常的構造是長什麼樣子。

我們安排完三項檢查以後發現，她只有尿道跟陰道有點融合在一起，其他生殖系統的構造是完全正常的。所以我們打算處理尿道跟陰道黏連的問題，應該就能還她一個正常的人生。

但這回遇到的是有關尿道問題，我就邀請我的好朋友，泌尿科醫生侯小邦醫師跟我一起處理。

手術中，我跟侯小邦醫師一起會診，一起設法分離尿道跟陰道。麻醉後我發現，她原來是一個外陰唇的沾黏，造成尿道阻塞，陰道也因此被這先天性的外陰唇異常沾黏阻擋，無法行房。

我跟侯醫師一起小心謹慎的分離外陰唇，小心不傷害到尿道的開口，保持尿道外口的完整性。最後，我們一起重建了一個外陰唇跟陰道開口給患者。

術後隔天，她跟我說：

「蘇醫師，這是我二十幾年來，第一次，在一分鐘以內順利尿完。以前都要花好幾分鐘。」

聽到這樣的回饋，我覺得一切的手術都值得了。

三個月後的回診，她的陰道外觀也像正常人一樣，而且可以順利做愛做的事。人生似乎又變得美好，一切跟其他人一模一樣。

有時候覺得，因為醫學的發達，很多先天的構造異常已經可以靠手術來矯正。比如子宮中隔、雙子宮、子宮頸發育不良、無陰道等。

勇敢的站出來讓我們婦科幫大家服務，一樣可以擁有美好的人生喔！

胎盤殘留

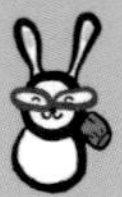

行醫久一點偶爾會遇到這樣的問題，這故事比較極端，講述一個生產之後胎盤殘留的故事。

據說她被抬去急診時，是因為晚上睡覺的時候赫然發現床單都是血。送來大醫院急診時有點快休克的情況。當然全家是焦慮的，才剛剖腹生產完一個月。大夥正開心的迎接新生命的來臨，突如其來的變化球，頓時讓人不知所措。急診的婦產科醫師診斷是胎盤殘留。在急診醫師與婦產科醫生的共同努力下，血止住了。回頭要面對處理一塊約莫十公分的胎盤，這要怎麼拿掉。半夜處理這胎盤萬一有個閃失又造成大出血，可能需要冒著子宮切除的風險。

因此，趁著血已經止住，眾人建議等到白天再從長計議。

她出現在我面前已經是出院回診的時候，她的醫生建議轉診到我的診間。這時的局勢已經趨於穩定的情況，不再有什麼出血。由於她以前有人工流產八次的經驗，而且在流產手術過程子宮有穿孔過一次，因此我們懷疑這回的殘存胎盤不單純，可能胎盤有植入（嵌入）子宮肌肉層裡面，也因此造成這樣的大出血。

「蘇醫師，現在要怎麼辦才好？」

「我建議再等個一個月以上，等子宮形狀再恢復成正常大小，我們再來處理這個胎盤。不然手術中遇到不可預期大量出血的機會仍然很高，而且萬一無法止血可能會需要子宮切除。」

「可是，沒處理掉，萬一又再次出血，怎麼辦？」

「那時候可能只好硬著頭皮取出胎盤，而且要有子宮切除的打算。」

我跟他們一家人一起研議協調了一陣子。最後由先生跟病人的意見為依歸，我們決定小心翼翼的等候子宮恢復成正常的大小，再來處理這個胎盤。

一個多月後的回診，子宮慢慢的恢復。兩個月後，她的子宮已經恢復到正常的大小，而且那個胎盤也從十公分萎縮到五公分大。

「我想時機已經成熟，我們來安排子宮鏡切除這個胎盤吧。」

當然術後一切順利。所謂識時務者為俊傑，當敵人鋒芒畢露的時候，如果視病人安全無虞的情況下避其風頭，等勝算比較高的時候出手，子宮被切除的風險就可以降至最低。

一般胚胎殘留、胎盤植入的問題常常跟子宮手術有關，比如反覆的人工流產等。生產當下遇到植入性胎盤，常常要面對生產大出血的問題，甚至有可能會要切除子宮才能順利的止血保住生命。

這回她驚心動魄的出血事件，在她的產科醫生細心照顧下控制住了。事後我的關門一戰雖然有點迂迴，但順利完成眾人所交付的任務。安全下莊。

盼大家都能心平氣和地面對人生的逆境。

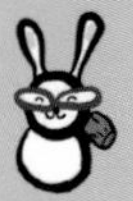

每個病人四分鐘

因為最近病人的一句話：

「醫生，你是因為自費門診，收我自費才會這樣認真理會我吧。」

這讓我回想起過去在塑膠醫院的日子：

「蘇醫師，你知道嗎？我等了兩個小時才看到你，你這樣快三分鐘就看完了喔？」

這是在塑膠醫院工作時常聽到的對話。患者沒有故意抱怨，但事實就是如此。醫護都非常狼狽。

如果一個上午門診看四十個病人，真的會很像在跑馬拉松，一刻都不得閒。假設從早上九點看到十二點，共一百八十分鐘，每個病人只能分到四分多鐘。這還要包含進出診間，坐定位等交換的時間，實際上看診的時間大概只有三分多鐘吧。如果遇到幾個比較難的需要時間考究分析的，下半場的病人幾乎都會抱怨：

「醫生，你都沒聽我講話，直接就叫我去繳費領藥了。」

對醫護人員來說這是一種很難反駁的議題。你很難把三分鐘看一個病人的事情合理化。如果你延長一個病人看十分鐘，這樣下午診的醫生就不用上班看病了，每個患者看十分鐘，一定會擋到下午醫生的時間。

因此，一個病人三到五分鐘完成看診是必然的結果。然而給醫生這樣的時間看診到底要怎樣才能看清楚問題，對症下藥？要練就成怎樣的超強功力才不會誤診？

這樣分析起來，就可以知道台灣的醫療技術有多高。可以快速找到病症，對症下藥。

但想要搞清楚自己發生什麼事情的病人呢？只能乖乖的等，遺憾的是，等到天荒地老也不會知道自己發生什麼事情。

但你的病會好。

所以到底一個早上門診看診的合理量是多少，醫病之間才能達到平衡點。

讓看診的醫生可以好好的調查推敲問題之所在，然後跟病友一起分析討論。

我覺得讓病友打從心裡察覺自己的問題在哪裡很重要。這樣可以強化病友自己控制疾病的動力與耐心，把問題解決的機會比較高。但這需要花時間，這會變得比較像心理醫生，不只是推敲疾病問題之所在，也是在揣摩患者內心糾結之所在。結打開了病也好了一半。結打開了，醫生順著患者的心境設計治療方針，成功率更高，更實在。

因此離開塑膠醫院以後，我打算做自己，不要被醫療體系給綁住。以前如果門診量低於十人，會被檢討，可能會被停掉該時段的門診。

現在我一個門診上限就是五人，沒有人會檢討我，因為我就是自己的老闆。但這樣的看診模式，收費就必須調整，無法再跟健保綁在一起。健保給付單價太低，看健保這樣開診所會倒閉，因此我才走自費診所的路子。

所以：

「醫生，你是因為自費門診，收我自費才會這樣認真理我吧。」

這樣說沒有全對也沒有全錯，實際上的情況是反過來，我想認認真真的把每個病友都顧好，要這樣做，要永續經營的做，自費是我唯一的選擇。希望大家都理解我的想法，我想來看我門診的應該都能感受到我行醫的「執念」。
「沒有把問題（心）搞定，善不罷休。」
「心」理好了，「病」才會跟著好。真的是用心（花時間）良苦（花錢）。
以上。

每個病友都是我的老師

雖然看病看了十幾年，但每次看診、每看一個病人都覺得學到不少東西。這讓我想起大二醫學院的日子。

那時候上大體解剖學，要去研究大體，用意在於了解人體的細微構造。上課時窩在充滿福馬林氣味的實驗室裡一個早上東切切、西撥撥，大夥全身上下都是那個大體泡福馬林的味道，說不上來，聞起來大概是福馬林夾雜的味道吧。

有一次上完大體解剖課以後跑去吃麻醬麵。老闆呈上麵的當下，我完全聞不到麻醬的香味，腦海裡依然是那股福馬林味，而且麻醬麵的顏色跟大體的顏色一樣，我坐在那完全不敢吃半口。隔壁的同學問：

「蘇，你在幹嘛？」

「實在太像那東西了，我吃不下去……」

「你怎麼能稱祂們是那東西，祂們是大體老師耶，犧牲自己奉獻給我們。」

嗯，大體老師。第一次體驗到病人是我們的老師，大概就是那個時候吧。

到醫院實習以後，教授們也常提到，病人就是你的老師。要好好照顧病人，病人照顧得好，學到的東西越多。當下也很同意這點，但沒有很深入的體會。

直到我進入婦產部內視鏡科修行，開始要學做子宮鏡，我才深深體會到這個概念。那時塑膠醫院的生活非常忙碌，要開始做子宮鏡，教授教到你會執行檢查步驟，會分辨基本的子宮內膜型態以後，就放你上前線執行醫療任務了。看不懂的再問教授，跟教授討論。

我手比較巧，所以學很快，一下子就能執行子宮鏡檢查。病人完全感覺不太到我是新手。但檢查結束要回頭看著檢查影像打報告的時候，問題就來了，我最困擾的是子宮內膜癌初期、子宮內膜增生的判斷，有些時候真的看不懂我子宮鏡檢查看到的東西是不是癌症。

問了老師們，得到的答案也常常讓我很困惑。

「沒關係的，肉眼真的看不出來切片就好，我們等切片報告就好。人眼是有極限的。」

這種答案一直無法滿足我，因為如果是這樣，可能有十～二〇％的檢查需要切片。

這人數有點龐大。

索性我買了三本子宮鏡原文書回家念，但我發現儘管是原文的子宮鏡教科書，依然沒有答案，沒有告訴我，要怎麼分辨癌症、子宮內膜增生。

我努力研究了幾個月，飛去世界各地參加醫學研討會議想辦法追尋這個答案，最後得到的結論是，目前醫學極限就在眼前，沒有人，沒有一本教科書可以給你一個客觀方法的分析，明確的SOP來告訴我，如何用子宮鏡來分辨這些內膜病變。那時候我三十歲。

（病人是你的老師啊，兄弟……）

突然那聲音出現了，而我頓時豁然開朗。與其請教老師們，買書來念，與其飛去世界各地學習。不如跟老師（病人）學。

隔天，我開始我的學習之旅，我紀錄下每個疑似病例的子宮鏡檢查的影像、錄影檔，然後兩週後紀錄下他們的病理切片報告。每天做完子宮鏡檢查後，大夥下班。我自己留在子宮鏡檢查室，分析我之前做的所有檢查。

病理切片報告就是答案。我拿每個顯微鏡切片檢查的結果當證據，去回推兩週前子宮鏡檢查時肉眼下的診斷是否正確。

這樣執行半年後，我已經練就九成的準確率了，只要在子宮鏡下肉眼一看，我幾乎能分辨出誰是子宮內膜增生、誰是癌症、誰是正常。真的病人就是我的老師。

我很開心拿給我的主任看我的成果，結果被潑了一道冷水……

「你會看，不代表其他人也會看，這理論需要成熟到你拿給其他醫生看完以後，照你的邏輯執行子宮鏡以後，也能達到一樣的準確度，一樣的能力分辨增生與子宮內膜癌。」

我悻悻然的回家。

（要可以教，可以有科學的方法讓其他醫師輕鬆學習，而且快速上手且精準。）

好吧。

這樣我又回到病人身上，我這回分析得更徹底，參考了更多論文與文獻，反覆比對，這樣花了我五年的時間。最後提出一個子宮鏡下判斷子宮內膜癌理論基礎，這理論也被世界婦癌醫學會的期刊認可接受刊登了。

甚至世界子宮鏡醫學大會打算出一本原文教科書，負責編書的西班牙醫生Luis Alonso坐飛機來到台灣，拿著我的論文，在台灣內視鏡醫學會年會的會場到處問哪一位是蘇軒醫生。後來子宮鏡下判斷子宮內膜癌的章節，他們邀請我來撰寫。那時我四十歲。

十年，我跟我的老師們請教了十年，才讓這個學問往前踏一小步。回首來看，是多麼不容易的事情。但這樣的體驗似乎讓我更加確定一件事。

要善待病人，因為她們是你的老師，認真看病人，認真體會病人的想法，你醫治好了她們，最後受惠最多的還是醫生自己，因為醫生從中學到很多很多。不管是醫學的學問，或人生的道理。生老病死，人情冷暖。在診間體驗特別深。

我今天又學到什麼呢？

最近看了一個患者，讓我想到過去在塑膠醫院遇到的一個棘手的案例，那時她三十五歲。

五年前因為子宮長滿了肌瘤因此她選擇了肌瘤切除手術。她為了要切乾淨所有的肌瘤因此選擇了做傳統開腹手術。前前後後，醫生幫她拿掉了上百顆大大小小的肌瘤。大的有七~八公分，絕大部分是那種一~二公分的小肌瘤。我看照片目測大概有五十顆以上。

而在那個手術之前，她來看過我的門診。當時我看她臉色蒼白，貧血嚴重。整個人虛弱無力，我安排她住院輸血、做檢查。超音波的影像顯示子宮充滿大大小小的肌瘤。當時我建議她拿掉會影響出血、造成身體困擾的，剩下密密麻麻的小肌瘤就觀察即可，畢竟還是要生育，需要在切腫瘤與保持子宮體的完整之間做出平衡。

但她實在是太害怕這種出血了，所以很希望能夠切乾淨以絕後患。後來我沒答應這種作法，她也就沒有持續在我的門診治療。

她三十五歲的那年，再次出現在我的診間。拿著手術那張切下來密密麻麻、大大小小的肌瘤照片。我看了照片皺了眉頭，上百顆的肌瘤被切光了。她跟我說手術以後月經的量就變很少了，也好幾年無法懷孕，做試管的醫師說她子宮腔沾黏了，需要處理。

我認真打量了他們兩夫妻，堅定的眼神、淡然的態度、講話條理清晰、邏輯層次分明。然後仔細問了當時手術的狀況，前後推敲了一番。

「這子宮鏡沾黏分離手術可能會處理好一陣子。綜合分析，子宮應該是受創很嚴重，要修整成原來的樣子需要時間，而且有難度……」

逐步分析完我的計畫，她很淡然的說道：

「蘇醫師，我能理解這後續治療的風險跟問題，人生就是不斷做抉擇。當初選擇的切乾淨造成了後遺症，我坦然承擔。現在遇到新的問題，我想認真面對它，好好處理，至於成敗，我都能接受，至少我嘗試讓自己變得更好。」

這種態度實在不容易啊……

做了決定就努力為之……

成敗得失歸於平淡……

「好吧，我來努力看看。」

後來花了幾個月，我把她的子宮腔修整完成，月經量也稍微變多了一點。幾個月後，她就沒有再回來看我的門診了，我也就慢慢淡忘了這個案例。

不知道隔了多久，她又出現在我的門診。這回是慢性腹痛，而她的子宮已經切除了。

「蘇醫師你還記得我嗎？我後來懷孕了剖腹兩次。第二胎因為子宮破裂提早剖腹，我跟小孩都沒事，但子宮因為破裂造成大出血而切除。現在開完刀以後變成慢性腹痛，這痛實在讓人無法入眠。」

天啊！

我腦海中浮現她當時那句烙印在我心裡的話：

人生就是不斷的做抉擇……

福禍相倚、決定的好壞實在不能看當下啊……

（如果當初我沒有答應她……或許她不會這樣痛苦……）

「醫師，我們不用看過去了，我們努力看看是否能幫我解決眼前的問題……」她看我內心糾結的樣子毫不掩飾的說道。

她是人中之鳳，女中豪傑啊。

經一番分析，我覺得她是卵巢遺留症候群。我們用調經藥抑制排卵，她的問題就緩解了。

又是一個關關難過關關過的案例。

很少有人可以站在自己命運的浪頭上還能順利迎風前進的，她實在不簡單。

回頭看看當初問題的源頭，子宮肌瘤是否真的要手術處理，我的看法是：

重點：要先釐清切除肌瘤是希望解決什麼問題。

1. 如果是造成月經異常，我們只要處理完會造成異常出血的肌瘤，理論上就可以了。

2. 如果是為了懷孕，處理掉會影響懷孕成功率的肌瘤就好。切除其他的肌瘤如果會降低成功率，我會建議不要動它。

3. 主要是因為肌瘤是被子宮肌肉所包圍，要切除肌瘤必須切開肌肉層才能拿掉肌瘤，這會造成子宮肌肉壁受損。拿越多肌肉層破壞越大，對未來懷孕的風險也更大。因此如果非切除肌瘤不可，需要審慎評估利弊。以免成就了現在，苦了未來。

跟身體達成共識——生殖細胞癌

這要回溯到我住院醫師第二年的時期。

那時候的住院醫師生活是非常緊湊跟紮實的。塑膠醫院的婦產科有五個次專科分別是：婦癌科、不孕症科、產科、內視鏡科，跟婦女泌尿科。我們住院醫師每個月都要換次專科輪訓。跟著教授學習，舉凡門診、住院病房、產房、手術房、急診、夜間值班通通都要去。

記得那是剛去不孕症科的時候。

「蘇醫師，有個新的住院病人要請你來診視。」住院病房的護理師打電話給我。

我飄去婦科病房，拿起病歷走到病人的房間。邊走邊翻病歷。

（嗯，生殖細胞腫瘤，做腹腔鏡生殖細胞腫瘤切除。）

（生殖細胞？寫得這樣特別？）

正在咀嚼教授下的診斷時，我見到了患者。二十五歲，身高一百八十幾公分，眉清目秀，皮膚白皙。端坐在病床，她的媽媽則站在她的旁邊。

「醫生，我可以繼續當女生嗎？」

我愣了一下。

菜鳥的我被這一問，一時之間完全摸不到頭緒。狼狽的、認真的翻起她的病歷。

（她的染色體是46XY……）

一般女生的染色體是46XX，男生是46XY。而在我面前的高䠷美女她的染色體顯示她應該是個男生。

「對啊，醫生，我生下我女兒時，她就是一個女娃的樣子。兩姐妹都是女娃的樣子。」

（兩姐妹？）

「我們是雙胞胎。」患者回答道。
「所以你們姐妹檢查基因結果都是顯示男生？」
她點點頭。
「這樣的話醫生，請問我到底是男生還是女生？」
「這……」
菜不拉嘰的我，當時完全無法回答。
草草完成臨床的問診，我逃出診間。
（這身分證上還是應該要顯示女生吧……）
隔天到了手術房，教授嚴肅的盯著我問：
「請問，今天要切除的理論上是睪丸還是卵巢呢？」
「呃，應該是睪丸。」
「請問，這患者她有子宮，那還能生育嗎？」
「需……需要借卵子。」
「請問這基因上到底出了什麼問題才會變成這樣？」

「這……」

就這樣一邊當教授的手術助手，一邊被口試。一來一往持續了兩個多小時才結束。我整個心力憔悴，問到後面完全無法招架。老師的火力真的太強大了。

手術結束以後趁空檔快速的查了一下被電倒的問題。下班後我繞過去病房一趟。

看她自在的躺在床上，腹腔鏡手術真的大大改善了患者術後的生活品質。一個十多公分的腫瘤，早上開完，晚上可以這樣自在的躺在病床上。

在她旁邊陪伴的是她的雙胞胎妹妹，外表亮麗穿著時髦。

「醫師，手術完以後我能繼續當女生嗎？」

「自從我被告知基因是男生以後，我開始懷疑我這幾年來到底是在幹嘛？醫師，拜託你了，我不想當一個男生，我想繼續當女生。」

「可以喔，手術完妳可以繼續當女生喔，而且可以安安穩穩的當女生了喔。我們已經把妳的睪丸跟腫瘤切除了。放心吧。」

「可是她的基因還是男生啊醫生！」她的媽媽焦慮的說道。「而且教授說這樣不能自己生育。為什麼會這樣！為什麼我的孩子會有這樣的問題！我只希望我的兩個女兒能跟其他一樣正常的生小孩。」

「媽，沒關係的，我只要能順利的繼續當女生，就很好了。不能解決的問題，我不覺得要把它當作一個問題。能不能生小孩，我覺得不是很重要。現在很多正常人也無法順利生小孩不是嗎？我就是跟她們一樣罷了。」

「那醫生請問……」她媽媽開始連環提問……

被狂電了一整個手術，又惡補了一個晚上。今天我可是可以兵來將擋、水來土掩。不會被問倒了。

那晚我應該被問了無數的問題吧，雖然問題一直是像重播電影一樣的反覆出現，這剛好讓我當成一種「複習」。這種罕見疾病，行醫生涯不會遇到幾次。我那天晚上可是會好好的把這病症摸個一清二楚。

兩週後，換她的妹妹來手術，這回是做預防性切除她肚子裡的卵巢（實際上應該叫睪丸），以防病變成惡性腫瘤。手術也很順利，沒什麼問題。

這樣從此以後，兩姐妹開始能快樂的當女生，而且是漂亮、健康的女生！

有時候「不能解決的問題，真的不一定要把它當作一個問題」。好好認識自己的身體，跟自己的身體達成一種共識。人生一樣可以很歡樂。

代診

代診在塑膠醫院還滿常見的，大部分的醫生都不喜歡去代診，但老實說我還滿喜歡代診的，尤其是代理一些大教授的門診，因為可以趁機了解各大咖的看診習慣與獨特的治療招式。因此，每次代理大教授的門診都有不一樣的收穫。

學長姐們被教授們交代要代診，常常最後都叫我去頂替，因為我從來都不會拒絕。不管哪個領域的門診我一般都來者不拒。產科、婦癌科、婦女泌尿科、不孕症科，只要能去偷學心法的機會我一般都不會放過。

幾年下來，我在塑膠醫院後期的代診就不是在偷學心法了，反而是到處解決一些流竄在各診間那些陳年、艱澀難處理的案例。

記得有一回接了一個學長姐們層層轉包的代診，那是一個非常資深大教授的門診。我一上診就開始研究整個門診的病人，看看有沒有會吸引我注意的案例。滿滿的病人中有例行回診的患者，有初診的案例，有正在治療中的癌症病人等等。我常常比較感興趣的是那種有問題但老是沒解決，一直反覆在回診看診中輪迴的案例。

她年紀大概五十幾歲吧，因癌症子宮切除好幾年了，術後也做了電療。然而在電療以後就開始有漏尿的困擾，這樣反反覆覆的治療五、六年都沒有改善。這回她看到代診的我就一改常態噼哩啪啦的講個不停：

「醫師，趁教授不在，我想跟你討論一下，我不想再吃漏尿的藥了，因為吃了那麼多年都沒有改善。我覺得我乾脆就換尿布或護墊就好，至少沒有口乾舌燥的副作用。」

她的漏尿問題比較特別，是無時無刻都在漏，但都是一點點的滲漏。我看教授每次的處方都是給治療漏尿的藥物。這樣吃了好幾年。但沒啥效果。

「妳如果想要停藥，我可能要先了解一下漏尿的源頭，畢竟妳有做過手術與電療。」

於是我就像一個初入陳年的犯罪現場的警探，開始東翻西翻，找線索。

才開始例行的內診我就察覺到不對勁，我手指怎麼隱隱約約的感覺到陰道壁有異物。我用鴨嘴撐開陰道，仔細的檢查感覺有異物的位置。

「唔，那位置是在膀胱旁的陰道壁。咦！有一個丁點的小小的半透明的東西露出來！」

我又再次的用手指內診那塊陰道壁。

（嗯～還真的有一點點東西鑲嵌在陰道的肉裡面，很小很小，但我的指尖就是有感覺到它。）

我幫她做了一個陰道超音波。

（似乎有一個小小的異物卡在陰道與膀胱的交界上。）

於是我幫她安排了一個膀胱鏡。膀胱鏡一看，終於真相大白。一個螺旋樣的塑膠碎片嵌在膀胱的黏膜裡。那是一個陳年的避孕器碎片，為何在這個地方會出現避孕器的塑膠碎片我怎麼想也想不透。

「醫生，我的避孕器應該放了二十年有喔，但是應該在上次癌症手術的時候就跟著子宮一起切掉了，怎麼會有碎片在膀胱裡面！」

這種陳年的犯罪現場已經很難去追溯到根本的原因，我可以做的就是幫她把這個避孕器碎片拿掉。於是我就用一個小小的夾子一點一點的把膀胱、陰道之間的碎片夾乾淨，這樣大概搞了二十分鐘有吧，我把碎片通通夾光了。這時候再次內診已經再也摸不到有任何的異物，於是我讓她帶著尿管回家休息了兩週。

那事件結束後不知道隔了多久。那位老教授在醫院的走廊把我叫住。

「蘇醫師，上次你看的那位病人尿管拿掉以後就再也沒有漏尿了。病人要我跟你說謝謝。」

這樣的回饋就是我在塑膠醫院快樂的泉源。

能解決大家的疑難雜症是我最開心的事情。對我來說，每次遇到的奇幻之旅都是獨一無二的體驗。而對患者來說，卻是每天持續困擾她的夢魘。很希望我每次的奇幻體驗，都可以轉化為大家惡夢終結的契機。

那時候是四個人一起衝進我的診間。

「蘇醫師聽我朋友說你專門在接輸卵管的，我想要重建我的輸卵管。」

「我也是，蘇醫師！」

（她也是？）

我抬頭看了附和的女生。

「妳也要接輸卵管？」

「對，我們兩姐妹都要重接輸卵管。」

她們在二十幾歲生完小孩以後，一起去做輸卵管結紮了。接近中年的時候不約而同的都各自換了一個老公。

今天一起來的都是他們的新老公，看起來都很青澀，快三十歲的樣子吧。

（真厲害！）

「我們可以同一天一起做手術嗎？這樣我們可以互相陪伴。」

「這沒問題！」

於是我那天同時做了兩姐妹的輸卵管重建手術。

姐姐當初有一側的輸卵管被「用力」的結紮了，意思是說輸卵管被剪掉一大段。

輸卵管靠近子宮的地方是只有兩線道，接近卵巢的末端大概是八線道寬。被中間「用力」結紮一大段，等於是要「二線道」的一端與「八線道」的一端對接起來。這樣寬度不一，對接很難成功。

這時候就要用輸卵管再植入手術，直接把「八線道」寬的輸卵管像插秧一樣插入子宮裡面就可以重建完成了。

一天下來，兩姐妹的手術順利完成。姐姐做輸卵管再植入，妹妹做重接手術。兩人都隔天出院。

一個多月後，兩姐妹又再次衝入我的診間。

「醫生，我姐姐懷孕了，那我呢？」她有點無奈的看著我……

「妳應該也能順利喔！手術當下沒什麼問題。我們手術完三個月後會安排輸卵管攝影檢查，看看輸卵管是否有通暢。」

三個月後，輸卵管檢查是暢通的，但她依然沒有懷孕的消息。我建議她因為年紀也快四十歲了，可以考慮做人工受孕或試管嬰兒增加成功率。

但再來就沒了她的消息。

離開塑膠醫院以後更沒有辦法得知她的後續如何？當醫生就是這樣，手術成功不代表任何意義，要完成手術背後的目的才是真正的功德圓滿。

盼跟我一起努力過的病友每個人都能功德圓滿，心安平安。

小陰唇上的靜脈曲張

這故事是這樣的。當初剛升上主治醫師的前兩年，我被外派到對岸的塑膠醫院做苦力。大陸患者之多讓你無法想像。每天的門診都是被疲勞轟炸，一個早上門診看一百個人根本是家常便飯。而且門診門一打開，一群病人就會魚貫衝入診間，完全不管裡面有沒有病人在看診，也不想知道自己是幾號，能不能進來看病。整個像市場搶購一樣亂糟糟、鬧哄哄。

那天剛好是我在看完門診的路上，正被疲勞轟炸得心力交瘁，突然被通知要去參加一個醫療糾紛的內部討論會。我才剛步入會議室就被陣仗嚇一跳，院長、副院長、科主任、主治醫師當事人、護理部同仁都在現場。我才剛坐定，科主任就操著北方口音問我：

「蘇醫師您來得正好，來聽聽這個案例，看看您有什麼建議？」

「這病人是一個巴氏腺膿腫的病人來做手術。手術過程中直腸破了整個變成一個瘻管。」

（直腸瘻管？這……）

「……現在病人瘻管還沒處理，住院中。病人在吵鬧說我們有醫療疏失，蘇醫師有沒有什麼建議？」

我聽到手術中直腸破裂，大概就猜出來是什麼問題了。

「這不是巴氏腺囊腫，是吧？手術中切開的東西應該不是膿瘍，而是血塊是吧？」我這樣問該手術的大陸籍主治醫師。

「呃，對，裡面都是血塊……沒有膿。」

「這病理報告有沒有說是靜脈曲張？」

「蘇醫師您怎麼知道？」

「這我遇過，這患者原來應該是在肛門口的靜脈曲張延伸到陰唇附近，後來被外力刺激造成血管破裂疼痛才來看診的。」

「是的，蘇醫師，據患者說是在做完子宮頸塗片（大陸抹片的說法）就痛到腫起來了。不過我們術後現在產生了瘻管怎麼辦？因為巴氏腺化膿的傷口讓我們不敢把瘻管補起來……」

「這不是巴氏腺化膿，是靜脈曲張破裂，這傷口原本就不是發炎感染的傷口，而且病理科醫生幫你背書確認了。我的建議是勇敢的把傷口洗乾淨以後縫合修補起來就可以順利過關了，不用擔心傷口感染。」

「可是蘇醫師，你怎麼確定沒有化膿發炎？貿然縫合是否會造成傷口癒合不良？更惡化？」提問的是一個台灣過去大陸的副院長，表情一副就是你這個菜鳥懂什麼？

當時的我在外派，當下的心情是誰管對岸的醫生、病人死活，在一間一團亂的新醫院，我只要自保、全身而退就好了，時間到我就閃回台灣，醫療糾紛怎麼收尾，我的意見有沒有被採納，我根本不在乎。既然副院長、主任都沒有要採納我的意見，我就笑而不答開始閉目養神。

這讓我可以細數當初在台灣的經驗。

當時我臨時被叫去手術房八七房，是因為有個住院醫生在做巴氏腺膿腫的時候弄破了直腸，其實只要聽到被弄破直腸，我大概就知道怎麼一回事了。

「剛剛切開是不是只有血塊？」

「對……」住院醫生低頭小聲的說。

「是不是囊腫剝離到底到很深直腸就破了？」

「對……」

「這是靜脈曲張，不是膿瘍。」

我索性接手，開始用大量的生理食鹽水把傷口洗乾淨，然後修補了直腸跟會陰的傷口。

「學長，這樣不會產生廔管嗎？」住院醫師問道。

「只要第一刀切開是單純的血腫，一般就是靜脈曲張的血腫，這時候只要清除血塊就可以了，不要繼續把囊腫切下去，這樣就不會切破直腸。」

「而且當初沒有感染的傷口，只要清洗乾淨，好好縫合，就不會有問題。」

「學長你怎麼會知道是靜脈曲張？」

「很簡單，因為我遇過。」

果然幾天後，住院醫生很興奮的打給我說。

「學長，病理切片報告真的是靜脈曲張耶！」而且病人也順利過關了。

看病、當醫生就是要明察秋毫、條理層次分明，一樣的表徵，不一樣的細節，常常就是不一樣的病、不一樣的源頭。早點看清這些，醫術就會跟醫生的年資無關，反而跟看病的態度有關。

以巴氏腺囊腫為例，雖然外觀都是一樣的腫塊，一樣病人在叫痛，只要切開是膿瘍大概機會就是巴氏腺囊腫。

但萬一切開是單純血腫（這少見），就要懷疑是不是靜脈曲張破裂造成陰唇腫大疼痛。這時候千萬不要好大喜功，狂切下去，很容易因此穿破直腸的。當然如果能在手術前問清楚病史，甚至我覺得病人根本不用進手術房被白挨一刀。

給諸位大德參考參考。

後來對岸那個病人傷口沒去縫合，廔管開開的住院好幾週，天天在病房吵得不可開交。真的是小問題變大問題……

官啊……唉……

這也是在塑膠醫院發生的案例，十分罕見。那天正好是週末的晚上，我正準備上床睡覺。在醫院被蹂躪了一整個星期，正打算好好的睡上一大覺，打算隔天假日睡到自然醒。

突然醫院的手機響起。

「蘇醫師我這是外科開刀房，有個case我們的醫生要請你幫忙。」電話裡的護理師這樣說道。

「兄弟，我這有一個病人肚子內出血到休克，在急診有會診過你們婦產科，但沒發現什麼婦科問題，我們就緊急手術進去肚子裡止血了。現在肚子打開整個都是血，看起來是子宮的問題，你能過來幫忙診斷一下嗎？」這是我一個在外科工作的大學死黨。

我飛奔殺回塑膠醫院，雖然沒有值班但這裡有個不成文的默契，被緊急叫回醫院都是義不容辭的。

我光速到了外科手術房三五房，快速刷手上了手術台，而我同學正在幫患者的子宮止血。

「兄弟，慢慢來，我已經止好血了。你看看問題在哪裡就好。」

「唔，她子宮表面的血管怎麼如此異常得多而且非常粗。」

看起來是一個肌腺症的子宮，但很少很少肌腺症是子宮表面血管變多變粗而且還血管破裂。每個血管快像吸管一樣粗，而且非常的猙獰，不時隨著病人的心跳在鼓動。看過無數肌腺症的我，還是頭一遭遇到這樣的怪案例。

「我剛剛打開肚子的時候，她破掉的血管是用噴的！」我同學說道。

「看來光止血還是不夠，其他異常血管以後會像未爆彈一樣隨時再出血。我看必須把異常的部分做局部的切除比較妥善。」我這樣判斷著。

於是兩個好朋友就在半夜完成了這個罕見又緊急的手術，我們小心翼翼的沿著這些猙獰的血管外圍做了局部切除再縫合起來。一邊手術，我彷彿都能聽到這猙獰的血管不時的在低吼抗議著。

「欸，我覺得××餐廳滿好吃的，下次我們幾個老同學來去光顧一下，吃吃東西，喝喝小酒。」

「好啊！這次要不醉不歸！」

「上次我們一起開的單孔腹腔鏡膽囊切除我覺得很不錯耶。」應該來好好的發展一下。

「嘿嘿，病人應該很開心吧！整個手術只有肚臍的傷口。」

每當我去外科手術房會診，或他來婦產科手術房會診，危機解除以後就是我們同學的敘舊時間。天南地北，從八卦消息到學術討論，從外太空聊到內子宮。話匣子打開，我倆就停不下來。在醫院的生活忙碌到只有在這樣的情況下才能跟好同學敘舊，交流情感。每一次的機會都讓我感到無比的溫暖與滿足。

「你們倆從以前就很好喔？是嗎？」常常開刀房的護理師都會投以羨慕的眼神這樣問我們兩個。

對，我們一直以來都是禍福與共的好朋友，以前是這樣，現在是這樣，未來也是這樣。

「好了，完成了。那我要回家睡大頭覺了喔。」

「兄弟，謝謝你，保重啊！有機會再見！」

「再見！」

一句話能形容我倆當時情況，就是「依依不捨」。

可惜離開醫院以後沒有了會診的機會，各忙各的日子下，見面的可能性就更少了。盼大家都能健康順利。心安平安。醫生跟病人都是。

我想每個人都有自己的心魔。

她是卵巢癌的患者，其實手術前我們就懷疑是卵巢癌了。從第一次看診時的超音波檢查，我們就高度懷疑右側卵巢腫瘤是個癌症。那個腫瘤大約有十公分，整顆塞在她的骨盆腔裡。

我們一起做了腹腔鏡右側卵巢輸卵管切除手術。其實手術中我發現她整個肚子除了那顆腫瘤，通通都是乾乾淨淨的，沒有任何癌症轉移，也沒有其他的問題。

當下我跟腫瘤面對面的那一剎那，我內心就有了定見。

（這像癌症。而且是初期的癌症。）

那個聲音這樣告訴我。

先不管那個聲音，我心平氣和的切下卵巢輸卵管（含腫瘤），套上腫瘤保護袋，完整拿去做冰凍切片。在塑膠醫院，術中即時送冰凍切片是要等上三十〜四十分鐘的。於是我們就一起安靜的等候。其中的差別在她是麻醉下癡癡的等，我呢？我是焦慮的等候。焦慮的原因是因為我的肉眼和祂已經知道這是個癌症，我們倆已經從人生考試的另外一個角度，偷偷翻面看到了答案。

但一般來說，冰凍切片準確度只有七〇％。我很怕萬一冰凍報告的結果不是癌症，我們會被迫結束今天的任務，不能繼續完成癌症分期手術，然後等待一週以後的最終病理切片檢查。如果最終病理報告是照我們偷看到的命運演示，結果是癌症，當醫生的我還需要鼓起勇氣告訴她，這回需要再開一次癌症分期手術。要開口跟病人說再開一次刀，這些感覺實在不是很優。

「不好意思，當初的冰凍切片不是很準，現在確認是癌症了，我們要再把妳的肚子打開再開一次刀。」整個事情會讓我看起來像一個草包。想到這我就感到萬分的焦慮。

「蘇醫師，冰凍切片檢查出來了。」

（mucinous carcinoma，黏液性細胞癌）

「這……」

黏液性細胞癌算是少見。而且八成的卵巢黏液性細胞癌是從別的器官轉移過來到卵巢的。也就是說，八成的可能顯示她得的癌症不是卵巢癌，反而可能是腸胃道的癌症，但是腫瘤轉移到卵巢上。

翻譯成白話文，我依然要被迫終止手術，因為很有可能她不是得卵巢癌，反而是其他的癌症，大夥必須先結束今天的工作，然後好好檢查其他器官是否有癌症，比如說胃癌、大腸癌。

手術後，我們幫她全身做了檢查，但沒有在其他的地方看到癌症。由於案例特殊，我們還在腫瘤會議上跟諸位教授們做了討論。大教授們都認為還是要把她當作轉移性癌症看待比較合理。會議的結論是要我按時去幫病人做全身檢查（尤其是腸胃道），看看能否找到癌症的引爆點。但我跟祂打從心裡認為她是那二〇％的病人。她是初期的卵巢癌，不是轉移的。

「醫生，我到底是什麼癌症？」幾個月後的回診她突然這樣問我。

「團隊會議上教授們下的診斷是轉移癌症……」

癌。

我一五一十的告訴她原委，然後用我的判斷跟她說她是卵巢癌初期，不是轉移

「你沒有其他的癌症了，癌症只有在卵巢而已。」

這對她很重要，應該很少有人可以天天在擔心一個永遠無法找到的未知癌症，想像著那個癌症偷偷躲在身體的某個地方，隨時可能引爆。這，根本是凌遲。

那天她聽進去了，她開心的相信她是初期卵巢癌，而且不用化療。自此人生又變成彩色的。之後的每次回診我看她都很開心。

「蘇醫師，我電腦斷層檢查正常嗎？」

「正常喔……」

「這樣我是康復痊癒了嗎？」

「如果這樣持續下去，是痊癒沒錯喔！」

「太好了！謝謝醫生！」

每次看診的對話都如此。她開心的來開心的去。但有一天……

「醫生如果我是照教授們說的八〇％的人呢？這機率不是比較高嗎？」

（對耶，八成的機率真的比較高。）

「呃……不會喔，我的判斷不會錯的……」

「謝謝醫生！」

（不會錯嗎？）

她到底還是很有可能是落在那八〇％的機會啊！畢竟教授們都這樣說了，焦慮因此油然而生。

心魔就此種下。

每當想到這個案例或看到她回診，我就會開始莫名的焦慮。

「醫生我這次的檢查正常嗎？」

「呃……這……都還好……」

「還好是指正常嗎？」

「呃……應該是正常沒錯……」

每次想到八成是轉移的可能，我就無法思考，開始胡思亂想，沒辦法面對這位患者。我甚至開始因此失眠。

（怎麼所有的檢查都是正常呢？腫瘤到底躲在哪裡？我怎麼找不到！）

這樣子的狀態過了一年多，有一天我準備看門診的時候打開了病人清單。

（天啊，她又回來複診了……我又要面對她……）

（如果只會照書看病，你就不是你了。要相信自己的直覺。）久違的聲音出現了。

但，我到底是怎樣的我呢？

「今天暫時不要先開診，給我十五分鐘。」

我在想如果我能找到醫學期刊資料證明我的直覺是對的，我或許可以因此放過自己。於是我開始瘋狂上網找相關的醫學論文。

不知道門診暫停了多久，我發現一篇國外醫生寫的論文。大綱是說以他們醫院的統計資料顯示，雖然黏液性卵巢癌大部分是轉移來的，如果卵巢腫瘤大於十公分，常常會找不到其他地方有癌症。他們的結論是說，在這樣的狀況，他們反而會認為是初期的卵巢癌造成的。不是轉移性癌症。

簡言之，該論文研究顯示十公分以上的卵巢黏液性細胞癌，會比較認為是原發在卵巢。

（看吧，我說得沒錯吧，要相信我跟你自己的直覺。）那個聲音再次出現……

其實我沒有完全相信那個聲音，我這次學到的教訓是，除了直覺，還需要科學佐證。我應該在第一時間就上網地毯式的搜尋醫學期刊，看看世界上有沒有相關的科學紀錄。不能只憑教授們的一面之辭。或祂的一面之辭。

對不起，沒有冒犯您的意思。

但醫學講求證據，除了直覺和由上而下的威壓，臨床資料的佐證更加重要。

那天起，我終於克服了我的心魔，解放了我的焦慮，踏實感再次溫暖了我的心。

「醫生，我檢查正常嗎？」

「放心喔，我看過了所有檢查報告，一切都正常，沒問題！」我跟她都是開心的。

直到我離開塑膠醫院，她回診超過了六年，從來沒看到癌症復發過。經過了那次心魔的洗禮，我終於更加了解，我，是怎樣的我。

出手相助

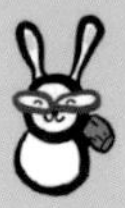

有時候，出手相助反而是害了人家。

最近連看兩個癌症病人，一個是卵巢癌末期、一個是比較嚴重的子宮頸癌。這以前在塑膠醫院我二話不說，就會馬上跳下去幫病人處理，這類的病人好好處理勝率依然很高。

「醫生，我媽媽卵巢癌，你能幫她手術嗎？」她的女兒很冷靜沉穩的跟我討論著，她們從南投上來就是希望我能幫她。

我認真的看完她所有的病歷與電腦斷層影像，內心長長的嘆了一口氣。

（如果我在塑膠醫院，我就可以幫她了，而且我有把握可以處理好。）

有時候重症的治療不是單單靠一個醫生的英雄主義可以完成。

要完整顧好重度的癌症患者，需要一個醫生好好的幫病人開刀、一個有經驗的病理科醫生幫她診斷、要很強的化療、放射線治療團隊，而且需要整個治療團隊定期交換意見，制定對患者最佳的治療方針。而我現在所處的環境做不到這些事情。

「醫生，我覺得由您執刀，我媽媽應該有希望……我朋友的媽媽就是您……」

（她手術完很有可能需要化療的，你確定要幫她手術嗎？你的團隊在哪裡？）

那個聲音苦口婆心的勸我。

「這需要投注整個醫院的資源，才能救您的母親。我建議去塑膠醫院，那裡資源很豐富，而且我也有人脈在那裡。」我認真的跟她女兒說明著我的邏輯與想法。

（有時候不出手幫忙，反而才是真正在幫她。）

「醫生，你真的不能幫嗎？」

她這句話讓我回想起我在塑膠醫院提出離職單的那一天……

「蘇醫師，你是腦子壞掉嗎？你神經病！竟然要離開？」我聽到後面有一位醫生在對我咆哮，他是一個非常資深的主任，對我很好。

「你離開，那些疑難雜症怎麼辦，桃竹苗的可憐病人怎麼辦？你天生就要留在這裡的！」

我那天被前輩數落了很久……

「算了算了算了，你好好冷靜想幾天。我不准你走！」

直到幾個月後在離職的前夕，我當面去跟他道別，而他，他沒打算跟我說話。

「唉～～你喔……」搖頭嘆息的轉身離開。

現在我腦海裡盡是他轉身搖頭嘆氣的身影，彷彿能感覺到主任在我的背後不停的咒罵。

「看吧，你這個魯蛇！你現在能做的就是忍住你在塑膠醫院時的英雄主義，讓她好好的去大醫院接受治療。這樣對她是最好的選擇。懂嗎？不聽老人言的傢伙！」

「魯蛇！」他在遠處咆哮著。

我滿臉狼狽……

不過遺憾只能留在自己的心中，轉身還是要幫病人想好最佳的解法。我拿起電話聯絡好準備要接手的醫師，幫病人想好醫生的門診額滿怎麼辦，看診前該準備好什麼資料，該問哪些核心的問題。教育好、安排好以後，我再目送她離開。

其實這樣也是一種幫忙，好好的幫患者提供最佳的求醫路線，事前應該要做好哪些檢查、備好哪些資料，這樣看診的時候醫生才能給患者最精準的治療方針。回想起來，有時候，成就不必在我，離開有離開以後的作法。

願這兩位沒被我出手相助的患者，能關關難過關關過。

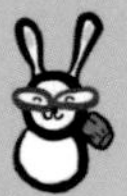

魔人給方向——有關卵巢畸胎瘤的良性惡性問題

有關卵巢畸胎瘤的良性惡性問題。

昨天收到一個越洋主任醫師的請益，是有關卵巢畸胎瘤病變成惡性的問題，對方是江蘇某三甲醫院的婦科主任醫師。有一個患者在做完卵巢畸胎瘤手術以後被診斷是惡性畸胎瘤（癌症），她正在猶豫要怎麼幫病人處理。

這病人被手術完，診斷是卵巢畸胎瘤惡性變化以後，她拒絕切有問題的那個卵巢，因為她才三十三歲。所以手術的醫生就把她轉給這位主任醫師。但這個主任醫師不清楚前一個手術的醫生怎麼幫病人手術的，這樣對於治療規畫會有很大的困擾。癌症治療第一關鍵在手術，手術做得仔細，腫瘤與正常組織的界線在手術當下處理得宜，跟復發的機率有很大的關係。

這就跟你想要把紙撕成兩半一樣，有些人小心翼翼，輕鬆的工整撕成兩半。有些人想要小心翼翼撕成兩半，但「啊」的一聲，紙被撕得亂七八糟。有些人壓根就直接很隨興的撕成兩半。

請問你要找哪一種醫生開刀，其實這是個性使然，看病的時候看醫生看病的態度大概能猜出那位醫生撕紙的時候的態度。態度會跟手術的預後有很大的關係。

回到上面提的案例。

由於這種案例算少見，實際上有很多經驗的醫生不多，但這種癌症即使變成惡性，由於腫瘤特性，沒有一般卵巢癌惡性度這樣高，所以治療方針會有點不太一樣。

這病人她第一次切除腫瘤以後發現是癌症，病人拒絕切卵巢（因為太年輕了）。所以接手的醫師只好幫她做化學治療，治療一年以後，所有的影像檢查都是正常，只有癌症指數升高。

因為找不到癌症指數升高的源頭，醫病雙方都焦慮非常。

病人要求醫生給方針，但病人又拒絕醫生給的方針（切卵巢），醫生一直想切病人卵巢看看癌症指數是否能降下來。

這樣就卡關了。

我覺得不管怎樣，看病的大方向是一樣，病人要設法跟醫生好好溝通，不建議一直主觀拒絕醫生的建議，可能要盡量設法了解醫生的治療邏輯，然後再跟自己原來的想法做綜合評估。舉這個案例，病人打死不願意切卵巢，醫生卻想切她的卵巢，這就需要好好了解為何醫生想切卵巢。

這個主任醫師因為病人拒絕切卵巢以後，不知道怎麼做了，跑來問我。我的建議是，這種畸胎瘤手術，常常在手術中會破裂，很有可能這位患者的腹腔中已經有轉移癌組織，如果已經有轉移癌組織，執意切除病人的卵巢也無濟於事。可以想辦法說服患者做手術探查，看看有沒有轉移癌組織，卵巢目視是否正常，再來定奪是否要切卵巢云云。

會寫這篇文章要說明的是，疾病到疑難雜症的境界以後，疾病治療已經不能照書醫，是要靠一點邏輯推理，跟人情義理。兩者要取得平衡才能幫醫病雙方找一個安全又有效的康莊大道。

我會開內視鏡手術跟我是內視鏡醫師的差別

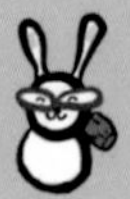

剛離開塑膠醫院到新醫院開刀的時候常常被手術房的護理師問到：

「蘇醫師，這子宮肌瘤都超過二十公分以上了，為何不請她拿子宮比較快？」

「嗯，因為她想留子宮。」

「蘇醫師，這子宮大到近三十公分，為何不直接開肚子就好？省時間。」

「因為這好好弄是可以用腹腔鏡完成的。」

「為何要一直反覆去用子宮鏡分離子宮腔沾黏，分那樣多次。人生又不是只有生小孩的目標。」

「因為他兩夫妻很想生一個小孩。」

「幹嘛這樣麻煩，幫她做輸卵管植入手術，花這樣多時間，叫她去做試管不就好了。」

「因為她想要自然受孕……」

類似的疑問常常接二連三出現，這樣的問題讓我想到，以前在塑膠醫院也被問過……

他們兩個是從不一樣的國家來學習手術的。一個來自亞美尼亞，是一個非常聰明的年輕醫師，擁有兩個博士學位。他有一個電子數學腦，看過的數據都能過目不忘。另一個是從印尼來學習的醫生，他每天都有問不完的問題，就像劉姥姥逛大觀園一樣，對每一件事都充滿著興趣與熱忱。

一天我在婦產科開刀房八六房手術，病人是一個三十歲的女生，子宮長滿了肌瘤，加總起來大約二十五～三十公分大。兩個月前流產，經判斷可能跟肌瘤有關。這回我要用腹腔鏡幫她拿掉肌瘤，解決她的流產問題。

「Su! That is crazy!」

因為病人的肚子撐得像一個小山一樣，而我還執意要做腹腔鏡切肌瘤，他們兩個覺得實在是太瘋狂。我默默的東做做西縫縫，而兩位醫師就當我的助手。六個小時後完成了手術。肚子只有四個一公分的小傷口，而子宮回到正常的七公分大小。

然而即使我完成了手術，他們倆依然不是很認同，覺得我花這樣多的時間跟精力在這個病人身上是瘋了。

「肚子劃開，兩小時就可以輕鬆完成肌瘤切除。Su，你搞了六個多小時，到底是為了什麼？」

「明天中午十二點，你們跟我去查房，就會懂了。」我悠悠的回答。

隔天中午，他們兩個在病房護理站等我了。我遠遠就看到他們倆嘰嘰喳喳的在討論案例。我們一起去看那位病人。一走進病房，就看到病人「站著」手舞足蹈的跟我打招呼，還深深跟我鞠躬。

「蘇醫師我真的太感謝你了，我的肚子整個消下去。再也摸不到那些肌瘤了。」

「手術完會痛嗎？」

「昨天晚上肚子會痛，今天感覺還好耶，悶悶的而已！」

我跟病人小聊了一下，跟她宣布隔天可以回家，想要今天也可以，然後離開了病房。

「Su，我現在知道你為何要這樣做了。病人隔天手術完的樣子，整個像沒開過一樣。如果用我的舊觀念她會被劃一個很大的傷口，至少要躺個三～五天。」

「這就是微創手術的概念，想盡辦法讓患者整體的傷害最小，不是只想著怎樣讓自己好做、好處理。」

一個是利他主義、一個是利己主義。如果有方法能讓病人手術完快速的可以回到自己的生活、自己的崗位，花多少時間、精力、多難、多複雜，都是其次。

當時我還滿開心的，用一個案例就能讓兩位外國醫師對醫療照顧，在觀念上有一個很大啟發。後來每每在國際會議上相遇，他們都會提起在八六房的那一天。讓他們脫胎換骨的一天。

對了，後來病人懷孕生了兩胎。

其實這手術存在很久很久了，一般都以傳統開腹手術來做輸卵管再植入手術。只是成功率不太高，低於五〇%，所以慢慢被醫生捨棄。自從成功率更高的試管嬰兒的技術問世以後，就鮮少醫生會做這個手術。但有時候在幫病人做輸卵管阻塞疏通手術的時候會發現，阻塞的部分在子宮跟輸卵管交接的地方，這一般醫生都會宣告放棄，轉頭建議大家做試管嬰兒。

若比喻子宮像人的身體軀幹，輸卵管就像雙手。若阻塞在肩膀處，一般輸卵管疏通手術就無法處理。每次開刀遇到這樣的狀況，我就會很灰心。因為怎樣做也幫不上忙，只能去做試管嬰兒。

（怎麼沒有一個好方法可以輕鬆重建阻塞的「肩膀」，讓輸卵管再次暢通，這樣就不用去做試管嬰兒了。）

這個問題一直卡在我的腦中很久很久。

大概十幾年前吧，在我設計出「自然孔內視鏡手術」的前一年。有一天我在塑膠醫院看婦科急診，時間大概接近半夜兩點。看完一輪以後，身心俱疲，白天做完一堆手術，晚上還要充當住院醫生當一線的婦科急診醫生，實在有點累人。

（按：十幾年前四大皆空，沒有人要走婦產科，住院醫生少得可憐，我們這些年輕的主治醫師通通都被叫下來做住院醫生的工作。）

我拖著疲累的身體走去7－11買杯飲料解渴，反射拿吸管插進鋁箔包奶茶的瞬間……

「啊！」

我知道怎麼做，可以解決「肩膀」阻塞的問題了。

回頭我腦子裡反覆的模擬這個被我大幅改良後的手術方法，經過了大半年，這方法已經模擬到不能再真實了，我就開始尋找適合的案例來實踐。

有一天坐我隔壁的不孕症科醫生轉頭跟我說，我有一個病人她雙側輸卵管阻塞，但她不想做試管，我轉給你看看能不能幫她好嗎？

我就去看了那個患者。

（是阻塞在「肩膀」的！）

於是我就跟病人跟先生討論起這個當時是死馬當活馬醫的術式。

「這方法以前沒有這樣做過，但我覺得值得一試。真的無法解決，我們再來考慮是否要做試管嬰兒。」

「醫生，這樣成功率高嗎？」

「死馬當活馬醫，我沒有執行過這樣的手術，應該是說這家醫院沒有人這樣執行過。」

（其實是全世界都沒有這樣執行過……）

最後我們決定試看看，然後手術完，第三個月，她就自然懷孕了。

我興奮的跳起來！

「天啊，真的可行耶！」

如今我大概執行過二十多個類似的腹腔鏡輸卵管植入手術，再疏通成功率大概七五%，好幾個病人因此懷孕。雖然已經離開了塑膠醫院，我還是想把這個術式發表，所以我拜託一位住院醫生幫我完成這份論文，據說最近要投稿了。

希望能順利刊登！

生出一顆肌瘤

最近看了一個病人她的肌瘤長在子宮頸上，醫生說子宮頸的肌瘤難處理，建議要拿掉子宮。我看了她的超音波，那個肌瘤大概六公分，整個跟她的子宮頸融合在一起，占據了她的子宮頸下緣。

「醫生，這真的需要切掉子宮嗎？不能拿肌瘤就好嗎？」

這個病人讓我回想到過去的一個案例。

當時我在我的手術房開刀，不知道哪一個手術房的護理師衝進我的房間：

「蘇！八九房請你去看一下……」

「唔……好喔……」

我脫下手套，飄去八九房。

那是一個子宮鏡肌瘤切除手術，本來以為肌瘤是在子宮腔裡面，後來越做越發現那顆肌瘤是長在子宮頸裡面，那位醫師越開越詭異，越來越不知道怎麼完成手術。

我在主治醫師背後看了一下，初步估計那個肌瘤大概有十公分，整個瘤埋在子宮頸裡面。在外觀上那個瘤只露出一〇％不到，剩下的部分都埋在子宮頸裡面。

「學弟，看起來要改變手術方式，切除她的子宮了，能麻煩你處理嗎？」

「學姊，我可以試看看嗎？似乎可能可以保留子宮。」

我小心翼翼的詢問是否可以接手。

大概約莫過了二十分鐘我完成了任務。全身而退。

主治醫師不可置信的看著我竟然完工了，順利切除的肌瘤，保全了子宮。

我笑一笑跟學姊鞠躬，就默默的回到我的手術房，繼續完成我的工作。

「學長！你剛剛怎麼搞定的？」總醫師好奇的衝到我的房間問我。

雖然整個肌瘤是埋在子宮頸裡面，但肌瘤像貢丸，是一個獨立的個體，它的特性就是跟旁邊的組織是界線分明的，楚河漢界、涇渭分明，這跟肌腺瘤完全不一樣（肌腺瘤是完全無法找到一個瘤的界線）。

而且子宮本色非常有彈性，只要劃開子宮頸看到肌瘤，然後稍微在肌瘤的中心局部切碎，整顆肌瘤就會因為子宮肌瘤肉的彈性自動從子宮頸切口被子宮自己「生」出來。

「剛剛我就先劃開子宮頸，並且讓整個肌瘤跟子宮分離，讓它鬆動，然後就把它給『生』出來。」

總醫師覺得很神奇。

最後回答了最近病人的疑惑。其實任何婦科手術，只要能夠理解整個解剖構造與原理，再依照其邏輯推論，再複雜的手術也是能順利理出頭緒，迎刃而解的。

雖然以過去前人的經驗，子宮頸肌瘤處理起來大出血的機會很高，但是如果能在開刀前好好評估肌瘤的形狀位置，一般都可以順利的「剝離」肌瘤，而且不太會有大出血的情形。可以有機會保留子宮，不用第一時間直接切子宮喔！

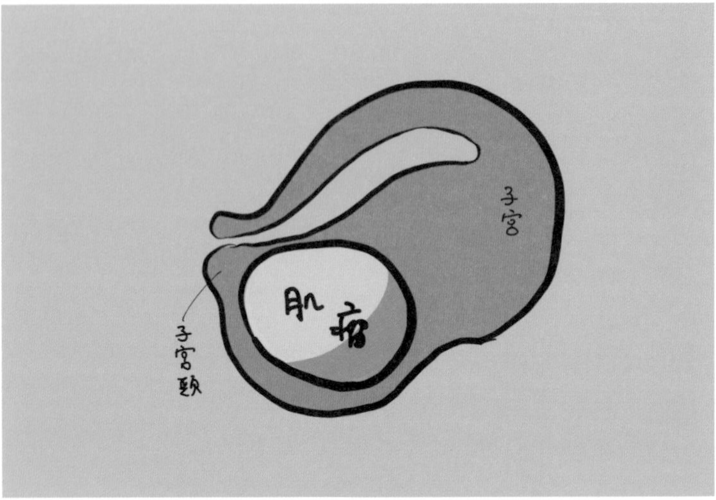
子宮
肌瘤
子宮頸

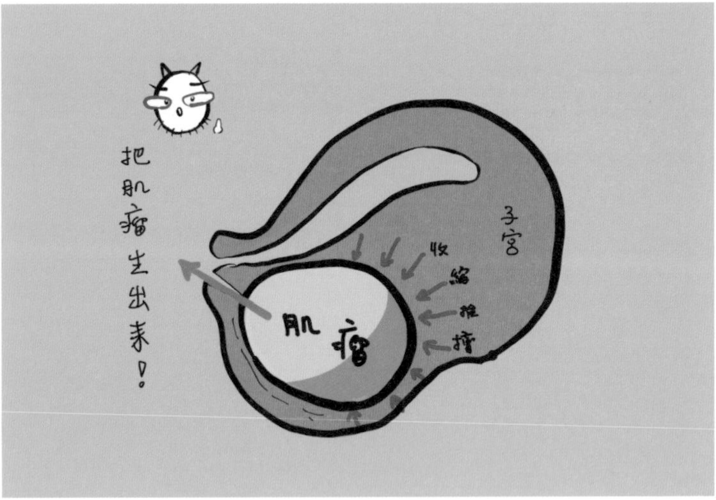
把肌瘤生出來！
收縮推擠
子宮
肌瘤

回想起來已經是一年份的回憶了……

「請問這是婦產科診所嗎？」她戰戰兢兢的問我的護理師。她是一個年輕女生，三十出頭歲。整個人抑鬱寡歡、眉頭深鎖。那個時候，我剛開業沒多久，她似乎是看了我在網路上寫一篇有關子宮內膜增生文章循線而來的。

「醫生，我被診斷是子宮內膜非典型增生，黃體素吃一陣子了還在出血，要我切子宮。但我根本沒生過小孩……」她滿臉愁容，陪她來的媽媽也是非常的苦惱。

我認真查了她過去的治療經過，她是被做了一次子宮內膜搔刮手術，然後診斷是子宮內膜非典型增生。用黃體素治療一陣子但仍然斷斷續續有出血的情形。

「其實這問題很好治療的，我們只要改變一下治療計畫就可以了喔！」

她看我一副很容易處理的樣子有點訝異。

「可是蘇醫師，我的醫生要我切除子宮耶。」

「不用喔，只要用子宮鏡好好把增生組織切乾淨，好好追蹤，都能過關的喔！」

「真的嗎？可是我的醫生說沒切子宮以後會癌變……」她依然眉頭深鎖。

「放心，我們一步一腳印，先把子宮腔清乾淨，好好追蹤。一般都能過關喔！」

她勉為其難的接受我的建議，重新做了一次子宮鏡增生組織切除手術。手術中發現雖然當初有被搔刮過，也用黃體素治療了，子宮腔裡面依然存有不少異常的增生組織。這可以證明我的理論：

子宮內膜搔刮很難完全切除異常增生組織，黃體素也很難壓制腫瘤。比較合理的作法是在子宮鏡目視下切光所有的異常組織，再密切追蹤。

手術完以後我們跟著施打「停經針」，之後三個月的子宮鏡檢查發現，子宮腔空空如也，完全沒有增生組織。

「蘇醫師，我真的這樣就好了嗎？當初醫生說我很有可能癌變。子宮鏡正常就沒事了嗎？而且真的不用吃黃體素嗎？醫生說不吃黃體素會復發！」她真的被嚇怕了，即使三個月後的子宮鏡是正常，她依然無法相信她的第一關已經過了。

又隔了三個月，我們再看一次子宮鏡，裡面依然空空如也，這回她的眉頭才開始紓解。

「我這樣是不是表示子宮裡面沒有增生組織了？」

「沒錯！子宮鏡檢查正常，表示子宮腔沒有增生組織喔。空空就是空空。沒有就是沒有。」

「謝謝醫師！我終於放心了，這半年來我都好擔心會再復發。」

「還有啊醫生，我第一次來的時候你們連招牌都沒有，我好害怕蘇醫師是密醫喔！哈哈哈哈！」

非常可愛的小女孩，很高興她遠離這個惡夢。上個月我幫她做例行內膜切片顯示子宮腔正常，完全沒有增生組織，這時候距離她第一次來看我這個密醫已經超過一年了。

希望她能持續保持健康，心安平安。

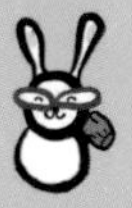

手術併發症

手術併發症應該沒有人想遇到。但人在江湖上行走，不可能不發生。

一般來說，手術併發症的「機率」大概是一%，也就是說醫生做一百個手術大概會有一個病人有術後的併發症。不管技術再好，再有經驗，一樣會遇到，事大事小的差別而已。只是說有經驗的醫生那個概率可能會低一點點，也就是說很遺憾的是這些併發症很難避免。

舉例來說膀胱損傷，這個手術併發症在婦產科滿常見的，因為膀胱就在子宮旁邊，醫生在做子宮切除的時候，如果膀胱跟子宮沾黏得很厲害，在分離的時候就有可能會讓膀胱破損，甚至產生破洞，需要做修補。

就好比大家要撕掉一個產品上的標籤貼紙，如果黏得太牢，常常會把標籤撕破一樣。技術好的，破的機會低，技術差一點的機會高一點。但會破掉的原因不在技術，而是在標籤是用黏著劑黏在上面，硬要撕下來就要面對有併發症的風險。以這樣的實際面來看，手術後的併發症真的是誰都無法完全避開。

但重點會在於怎麼降低風險、遇到了怎麼跟病人好好溝通，然後一起把它解決掉。也就是說醫生處理併發症的經驗很重要。

但要累積處理併發症的經驗，就是自己要遇到過很多併發症。所以一個很弔詭的地方在：

醫生跟病人都不想遇到併發症，但實際上又無法避免，雙方又希望不會遇到併發症。但唯有遇到很多次問題才知道怎麼降低發生的風險，才能知道怎麼處理、怎麼解決比較好。

比較好的作法一般都是靠團隊合作，靠整個醫療團隊一起面對併發症一起處理、一起累積經驗。這樣長久下來才能讓病人在手術的時候更安全、遇到問題更容易解決。

以魔人的過往經驗，各種稀奇古怪，匪夷所思的併發症都親身經驗過。有時候會被問到：

「蘇醫生，以你的實力，也會有造成膀胱損傷的喔？」

當然。而且還遇過挺多的！

遇過最複雜的膀胱損傷應該是一個子宮頸癌的患者，她因為手術中懷疑癌症有子宮旁組織的侵犯，所以在切子宮頸旁組織的時候範圍做得比平常的大。那時候她的膀胱就被我當場切下一小塊。

當然因為實在遇過太多次膀胱有切口了，所以我就當場照慣例做膀胱縫合。不過夜路走多了，就是會碰到鬼，手術一週後，她縫合的傷口老是無法癒合，可能是手術範圍做得比平常大所以血液循環不良，或其他原因，但是以我個人的角度，縫合過程都很順利，實在無法理解為何她的傷口無法癒合。

「看來妳的膀胱都沒有在長肉耶，可能我們需要再手術做二次的修補喔！如果不補的話，就需要裝尿管一至兩個月再做修補。」幾番說明討論後，我們決定直接嘗試做二次的修補。

但事與願違，一週後膀胱的傷口依然沒辦法癒合。

「醫生我們可以再手術縫合一次嗎？我實在不想裝尿管裝兩個月。」

這回我就沒有答應她再進去縫合了，以過去的經驗這個時候拉長戰線，等膀胱附近的組織修復好一點再做修補，成功的機會會更高。

因此我努力說服她留置尿管數週。她後來是接受了我的建議。於是我們開始漫長的等待，等待的這些日子要治療的已經不是身體而是心理，我們醫生的工作就是每天查房的時候陪她聊一下心事，給予正向的支持，站在同一條陣線上一起面對，不要讓她覺得我們是旁觀者，不要製造出莫名恐懼的氛圍。

「放心吧，蘇醫師遇過無數的疑難雜症，最後都能順利過關，關關難過關關過，沒問題的。我們一起把它解決掉就好囉！」

兩個月後，我們再次手術把那個缺口修補起來。而且這回我們順利過關了。

手術一週後，我宣布尿管可以拿掉的當下，她忍不住哭了。可以理解這幾個月來的壓力是非常大的，我當下眼眶也跟著泛紅。不過也許是因為這樣，之後每次她回診追蹤我都有莫名的親切感，可能是當初一起跟癌症戰鬥培養出的革命情感吧，而且我看她都很樂觀的面對她的癌症，感覺不太到她的焦慮。一直到我離開塑膠醫院前她都沒有癌症復發，希望往後的日子她都能順順利利。健康平安。

併發症風險一直都存在，遇到的機會高與低而已。當然找大醫院、有處理併發症經驗醫生執行手術，預後多少會提高許多。建議醫病雙方要站在同一條戰線上才能做最大的力量解決問題，戰鬥未結束就先內訌、互相指責、逃避責任，最後常常都是兩敗俱傷。

有時候覺得在成功要素裡毅力占很大一部分，再來是一個虔誠的心。那種虔誠的信仰不是信上帝佛祖的信仰，而是對自己的命運、目標理想的堅信不移。

「我覺得我不能放棄，堅持下去，我就可以成功。」

「我知道我會成功的，因為我知道我的命運就是會往這個方向走。」

我覺得她就是這種人，那種不放棄的精神，讓我印象深刻。

那天晚上她在我的診所哭了，原因是我們努力了三個月的子宮腔又再次沾黏。原因無他，因為她過去實在是做了太多次的沾黏分離手術，而且是電燒做的，整個子宮腔越燒越黏。不孕症醫生有點頭痛，把她送來我這裡治療了三個月。起初還滿順利的，我修整完子宮腔以後開始用藥物調整內膜，調整到我心滿意足自認完美以後，我豪邁的請她回香港，等一個月後月經乾淨再回來看子宮鏡。

可惜事與願違，那天我們又看到新生成的沾黏了。

「或許，這一點點沾黏也可以懷孕，要不要去試看看試管。」我這樣提議的意思是顧慮到她可能會無法接受再一次沾黏分離的療程……

沒想到她就哭了……

「蘇醫師你要放棄我了嗎？」

那個畫面讓我心碎了，原來她根本沒有打算放棄，仍然想要持續堅持下去，希望做到內膜正常，不再有沾黏，然後去做最後一次試管並且成功懷孕。

「蘇醫師，能繼續幫我處理沾黏直到最後嗎？我相信你可以的！」

她，是一個比我還要執著的人，雖然年紀跟我相仿，但我不如她。

有她的堅持，我決定再幫她做一次療程，這回她每週飛來台北做子宮鏡沾黏分離手術。這樣又搞了兩個月，不再有沾黏以後，她堅持要用PRP用到我找不到問題為止。這樣又過了一個多月。有一天我跟她說：

「我好像看不出哪裡有問題了……」

於是她展開試管療程，這中間還遇到疫情爆發，我還幫她申請簽證展延，這一待就好幾個月……

然後她就懷孕了。

前幾天收到她的訊息，她順利的生下一個三十六週的寶寶。

關關難過關關過。

很開心能夠完成這個不可能的任務，一個大家都放棄的沾黏，因為她的毅力，我跟試管醫生沒有放棄。因為她的堅持，我見證了另一個奇蹟，完成她的最後一擊。

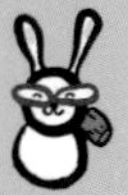

自然孔內視鏡手術

最近收到兩個訊息是一個以色列、一個是美國的醫生，他們希望來台灣跟我學自然孔內視鏡手術。

其實這十年來從海外來學習自然孔內視鏡手術的醫生還真的不少，但仔細回想起來，這樣的學習都架構在台灣的病人身上。

這些飄洋過海來的醫生們，每看我執行一個NOTES手術，每一次的學習，每一次的討論，其核心人物除了魔人我，另一個就是病人本身。而且說真的，每一個病人都是很勇敢的病人。外國人的老師與其說是我，不如說是諸位勇敢的病人。

我記得大約八、九年前，還在塑膠醫院的時代，自然孔手術我才剛發表沒多久，我才正開始做NOTES的肌瘤切除手術。

「醫生我聽說您有在做一個肚子沒傷口的手術，我的肌瘤可以這樣拿掉嗎？」

「老實說，自然孔內視鏡手術做肌瘤切除，保留子宮，我目前只做過兩位患者，其他的自然孔都是切子宮的。你確定要當第三個病人嗎？」

她的肌瘤大概十五公分左右，乖乖的躺在子宮的右側。

「蘇醫師，我們相信你一定做得到的，雖然您只做過兩個手術，我們願意嘗試，當你的第三號病人。」

她非常的勇敢，應該說是他們兩夫妻都非常的勇敢。我還很記得她先生的堅定眼神，完完全全的信任我。

「我們願意嘗試。」

就這樣她變成了我的第三號病人，而且手術順利成功。

更不用說我的第一例自然孔骨盆淋巴結切除手術了。這個術式更是不知道從何而來，可能在我的夢裡想到的吧？整個手術的設計從無到有，花了我非常多的時間，而且整個步驟在腦海裡反覆的練習了大概有一千次以上。每一次的模擬都改進了前一次不足的地方，這樣模擬了快兩年。有一天在我的門診出現一個我心目中的標準病人。

她是一個早期的子宮內膜癌患者。身材不胖也不瘦、不會太年輕，也不至於年紀太大。我一見就認定。

（就是她了！）

我大概花了快二十分鐘跟她報告我的瘋狂想法。

「蘇醫師，你有執行過這樣的手術嗎？」

「我沒有……」

她應該只有猶豫大概五秒吧。

「我願意給您嘗試看看這種無痕手術，希望能讓我手術後恢復快一點。」

就這樣，她成了我的第一號病人。骨盆淋巴結清除通通從陰道（自然孔）用內視鏡完成，當然手術很順利。這是一個完全沒得挑剔的完美演出。

隔天我去查房看她，她站著手叉腰，開心的一直問我，今天可以回家嗎？實在很難想像她是個癌症病人，隔天就回家了。

所以我說，在醫療領先世界的台灣，不是只有醫生厲害，病人也是超水準的表現。很難想像大家可以這樣相信我，讓我做一個我完全沒執行過的手術。而且我們就這樣成功了，她的勇敢不單單讓她自己得到好處，真的全世界現在因為她的勇敢才能夠好好學習到這個新的術式。

再次跟我的好病人說聲謝謝，因為有你們的勇敢，才有魔人，因為有你們的支持，世界才有NOTES。

三折肱而成良醫

「我覺得這裡應該需要再修剪一下。」她這樣認真的說道。

「我月經來之前應該要看一下內膜最厚的樣子，比較知道修復的狀況是如何？」

「是不是我們下個月植入前再看一次子宮鏡比較能確定子宮腔是正常完好的？」她有條不紊的分析著。

每次的回診她都非常知道自己要的是什麼，條理分明。能這樣清楚自己的問題真的很不容易，尤其是一個原先對醫學、對子宮鏡都外行的一個女生。

她當初的問題比較複雜，多發性肌瘤、重度子宮腔沾黏，也反覆被修整過很多次，但都沒有改善。

剛轉診來我這檢查的時候，我發現整個子宮腔面目全非，充滿沾黏不用說，也塞滿了密密麻麻的小肌瘤。這種複雜性的沾黏，其實即使當初我在塑膠醫院，在健保給付的制度下，也非常難處理。

「這需要很極端的方式處理才有機會過關。一般在健保的架構下很難這樣重複的清除沾黏。」我有點無奈的說道。而且她的正常內膜不是很多了，大部分的空間都充滿著纖維化的疤痕跟密密麻麻的小肌瘤。如果醫生這時候還用電燒切，整個子宮腔應該是會熟透，沒地方可以讓內膜再生。

「我覺得可能會成功的方式是用2mm的小剪刀，一點一點的把沾黏剝除，然後等內膜開始修復，再分批慢慢的用這把迷你小剪刀剔除所有的肌瘤。」

然而要完成不可能的任務，沒有先生的全力支持，是無法達成目標的。很幸運的是她的先生非常支持我的看法。

「蘇醫師，我就是相信您的技術過來找您的。我願意配合這樣的治療方式。」我們決定走很龜毛、很細緻的方式來處理沾黏跟肌瘤，希望有一天能再造一個健康的子宮。這真的是需要耐心與毅力，病人、家屬、醫生三方一起面對。

每次的沾黏分離手術，我都會在診間重播手術的實況，然後分析解釋為何今天要這樣做，做完手術後下次預期會如何，下次計畫切哪一個肌瘤。幾次以後我赫然發現，她是一個很優秀的學生，她能理解所有的醫學原理、治療邏輯，而且舉一反三。

不知道是在第幾次的治療以後，她開始可以跟我討論怎麼做比較好，需不需要吃藥，要不要先取卵。真的是一個學習能力很強，頭腦清醒的女性！

所以我還滿喜歡幫她清除沾黏、切除肌瘤的，因為他們夫妻可以懂這種手術的困難點在哪裡，可以理解為什麼經過我的處理可以神奇的成功，完成不可能的任務。他們這樣的態度讓我可以更放膽的、更沒有後顧之憂的盡全力去解決她的問題，甚至用一些從來沒有用過的創新思維來克服原本無法克服的困境。在這次的治療過程中，因為他們的信任，我想出用新的子宮鏡清除纖維組織技巧，用新的剪法可以更有效率的清除纖維組織，而且不傷害正常的內膜，讓內膜長得更好。

很開心他們可以再次擁有一個健康的子宮腔，再來就是試管的療程了，希望可以在可預見的未來，快快聽到好消息！

祝大家心想事成，好事成雙！

前幾天我在滑手機的時候收到一個簡訊，是一個馬來西亞的病人。她很開心的跟我說：

「Dr. Su，我月經來一年了，每個月都來，每個月都沒有疼痛，一切都很順利。我開始在瘦身，身體比過去輕盈許多。希望我的身體能比以前還要健康。沒有你當初的幫助，我無法擁有這樣的生活。」

（哦？已經一年了嗎？時間過得這樣快？）

這故事我之前分享過，但是我實在無法隱藏我的喜悅，聽到她不再受到痛苦，我好開心。容我再分享一次她的故事。從魔人開始行醫以來，我一直都有這樣的信念，病人的病會好，很多時候不是因為醫生的緣故。會不會好都是跟病人本身的個性、人生觀、處事的態度有非常大的關係。再來才是醫生的因素。這個故事再次應證了我的觀點。

故事的開端應該大約是在兩年前，我在WhatsApp收到一個陌生的簡訊：

「蘇醫生您好，我是馬來西亞的醫生Dr. A，我輾轉從其他馬來西亞的醫生得知您的聯絡方式，冒昧的打擾您。我的請求是這樣的……」

很長一串的簡訊，大綱是說她手上有一個棘手的案例，是一個三十五歲的女生，她在八年前因為肌瘤與肌腺瘤，做了開腹手術並切除了腫瘤。但手術後，可能是傷口癒合差，還是什麼原因，她的子宮的身體與子宮頸斷開了。這樣造成她月經的血無法經過子宮頸流出陰道，反而是流到肚子裡，這樣的併發症讓她每次月經來，因為經血都流到肚子裡，讓她痛到在地上打滾，痛不欲生。

這裡先暫停一下，容魔人解釋一下緣由。正常的子宮、子宮頸的關係就好比一個保特瓶的瓶身與那個狹窄的瓶口。月經就像保特瓶裡的可樂。月經來的時候就好像倒置的可樂瓶，裡面的可樂可以順順利利的從瓶口流出來。她的問題是瓶身與瓶口因手術後某個不明原因而分離了，就像我們小時候做勞作把寶特瓶的頸部切下來種花草一樣。分離的瓶身使得倒置後的可樂無法順著瓶口流出體外，通通灌到肚子裡。所以每次月經她整個肚子裡都是血。反而瓶口、陰道是乾乾淨淨的。

這問題每個月都困擾著她，她後來找遍馬來西亞的名醫，開了無數次的手術希望能讓瓶口與瓶身再次接合起來。但由於情況太過罕見、沾黏過於厲害，在幾次手術中，她的膀胱也因此裂開、大腸也因此破裂。幾次慘烈的手術下來以後，沒有一個醫生願意再幫她手術。

唯一能做的就是打停經針、吃異位寧，讓月經暫時不來，這樣的日子過了八年。

但病人仍沒有放棄努力的跑去找各大醫院的醫生求診。

有一次她到某一個大學醫院的教授門診求診，那位教授看了她的問題，搖搖頭說：

「我沒有辦法幫妳處理，這太複雜了，但我知道有一個人可能可以幫妳，那個醫生叫Dr Su，人在台灣，妳可以試試。」

由於她突然被莫名其妙的告知魔人這個名字，也無從找起，就繼續她的求醫路程。

又有一次她到某大醫院求診，該醫生也是雙手一攤說：

「唯一的方法就是切掉妳的子宮，這樣才能解決妳的痛，如果不切子宮的話，我覺得妳可能可以去台灣找一個姓蘇的醫生，他可能有辦法幫妳處理。」

這是她第二次聽到魔人這個名號，她開始認真的思考，可能真的需要找出這個Dr. Su，問題才能獲得真正的解決。由於獲得的資訊只知道Su這個姓氏，她就拜託她的主治醫師Dr A，輾轉的聯繫到魔人本尊。

「Dr. Su. 有可能可以重建她的子宮嗎？」

我直覺的回答：「應該可以。不過我需要看過核磁共振的影像才能知道細節要怎麼做。」

跟Dr. A稍微交換了一下意見以後，我跟她說再幾個月後，我剛好要去吉隆坡演講，乾脆就拿她的病例來研究看看，大概就知道細節要怎麼處理了。於是我跟Dr. A相約在吉隆坡見了面，並且討論了病人的情況。

「我覺得只要做自然孔內視鏡手術就可以重建好她的子宮了。」

「真的嗎？你以前有做過類似的案例？」

「我沒有，但我覺得應該不難。」

她看我一派輕鬆的解釋我的手術計畫後，半信半疑的跟我告別。隔天我演講結束，她又突然出現在我面前。

「Dr. Su，聽完你自然孔手術的演講以後，太令我震驚了，昨天我覺得你講的手術方法是天方夜譚，但今天聽完你的演講以後，我覺得應該只有你有辦法幫助我的病人。我要回去好好說服她，希望她願意去台灣找你手術。」

之後這件事又沉寂了八、九個月，有一天我又收到Dr A的簡訊。

「Dr Su. 您好，不好意思遲了這麼久才聯絡您，病人她終於決定要去找您了，但在出發前她想當面跟您討論，我聽說您再一陣子要來檳城演講。我想我帶病人去飯店跟您會談好嗎？」

能在她飛來台灣前讓她看看我當然是一件好事，於是我們就在檳城交換了一下意見。

「Dr Su. 你真的可以做到嗎？」病人疑惑的看著我。

「你是這樣的年輕！」

「哈哈哈，放心吧，我做不到應該沒有人可以做到。這應該不難。」

「為何我看這樣多醫生都無法處理？」

「妳這句話我在台灣常常聽到……」我低頭喃喃自語的回答。

「What?」

「在台灣很多病人也都這樣狐疑的問我，（為何我看這樣多醫生都無法處理？）因為我都處理這些稀奇古怪的案例。that's why...」

就這樣在這種很瞎的會談中，我們做了決定。擇良辰吉日來台處理這個宿疾。

後來閒聊才發現，他們倆光要找到我的聯絡方式，就花了很大的功夫，問了很多人。為了讓我這樣一個從來沒做過類似手術的醫生手術，她花了好幾個月心理建設。並鼓起勇氣飛來檳城跟我討論。她要當面見到我才能說服自己，才能把自己交給我處理。

幾個月後，她跟Dr.A一起來到台灣，手術那天，直到手術要開始的當下，我的助手、手術房護理師、麻醉醫生、麻醉護士、Dr.A都不知道我要怎麼開刀、用什麼器械、步驟是什麼。通通不知道。我只好一步一步的跟Dr. A與所有人解說我的計畫，每做一個手術步驟就說明該步驟的緣由。為何要這樣，接下來要怎麼做。就這樣大概三個小時左右，我完成了自然孔子宮重建手術。整個手術肚子完全沒有被劃開，我回頭看了一下Dr.A：

「See, I told you. I can do it.」

她很訝異的問我，為何我開刀的樣子看起來就像很熟練，開過很多次這樣的重建手術呢？

「因為在今天以前，我已經在我的腦海中模擬上千次了。」

手術完以後我還遇到一個插曲，我跟Dr.A相約在病人的病房要去吃午餐，在病人的病房裡我驚見，她已經回到病房而且在收行李了，不是才剛推去恢復室一個多小時而已嗎？病人怎麼恢復這樣快？原來是病人的雙胞胎姊姊，她陪病人一起來台灣手術。真的是跨丟鬼！嚇死寶寶了！

之後他們回馬來西亞以後，我要求Dr.A每週要幫病人做一次檢查式的子宮鏡，以確保重建後子宮頸的管腔完整。而且要錄影片給我遠距評估。

有一天我收到病人的簡訊：

「Dr. Su 你知道嗎？我很感謝你跟Dr.A對我做的一切。但她每次幫我做子宮鏡實在太痛了，我好想飛去台灣給你追蹤子宮鏡。你的子宮鏡檢查舒服很多。我可以不要再做子宮鏡了嗎？」

當然我只能苦笑的拒絕，因為有人願意這樣幫她做子宮鏡追蹤就非常的幸運了。因為要負責維持術後的管腔完整，醫生心理壓力非常大，也要有一定的子宮鏡技術。我跟Dr.A常常在WhatsApp 上交換後續治療方針。我們一起解決了她術後管腔再沾黏的問題，也一起找到停用病人異位寧的時機。

當然患者本人也是配合度百分百，頂著每次子宮鏡檢查的痛苦，一次一次的克服難關。

最終在重建手術的一年後，她可以不再使用異位寧，每個月有自然的月經，不再有經痛。重新找回健康人生。

對我來說這只是另一個疑難雜症，我只是想辦法破關而已。對他們兩位來說是他們的生命、也是他們的人生，一個是長久以來要為這個病人健康負責的醫生，而且是非常非常負責任的醫生，跟著病人飄洋過海，一起來求診，照顧她的一切。

當然對病人來說這是她的一切，從接二連三的失敗經驗後，還要鼓起勇氣重新站起來，飛來台灣看一個素昧平生、看似年輕的醫生，而且這醫生還當面承認從來沒有做過這樣的術式！

很高興她終於告別了八年來的惡夢，人生再次彩色。

開心的修煉——子宮外孕

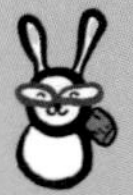

「醫生，你看看這個轉診單……」她還沒講完就開始在我面前痛哭失聲，老公在一旁也是愁容滿面。我看了看轉診單……

（嗯，子宮外孕……）

「我的醫生說要手術切掉我的輸卵管，可是我去年子宮外孕已經被切掉一條輸卵管了。這回如果再切掉，我就不能自然懷孕了……」講到這她又開始啜泣。

「醫生看看能用什麼方法可以不用切掉老婆的輸卵管，我們還想要懷孕。」其實即使切掉輸卵管，雖然不能自然懷孕，依然可以做試管寶寶。而且一般這種的案例試管成功率還滿高的。

不過我還是盡量幫他們分析看看，實際上的情況到底是如何……

「我們的醫生說，超音波掃描到輸卵管腫一大塊，大概四公分。就是因為胚胎植入在輸卵管上。而且懷孕指數三千多。」

我接過她在其他醫院的超音波照片。

「嗯，還真的是有一包不小的腫塊在輸卵管的位置。」我喃喃自語道。

但我就是覺得案情不太單純。

（她未免看起來太輕鬆自在了一點吧？）

那個聲音輕蔑的提醒我。

輕鬆自在？

對耶，認真打量一下她的樣子，似乎沒有肚子痛，雖然是傷痛欲絕，但舉止還是不像子宮外孕破裂，痛不欲生的樣子。

「我看妳活動走路還滿自然無礙的感覺，應該子宮外孕尚未破裂。或許可以趁這個時機好好分析一下現況。」

我幫她驗了一下懷孕指數，三天前的懷孕指數是三千多，現在驗起來竟然只剩下六百。

唔，指數只有六百的子宮外孕、沒有急性腹痛的樣子，而且她的生命跡象極為穩定，還能嚎啕大哭。

「我想，暫時不用手術，我們定期抽血追蹤好了。」

「什麼？不用開刀？可是我的醫生說不切掉子宮外孕會有生命危險耶！」

人就是這樣的有趣，三秒前還在擔心唯一的輸卵管被切掉會造成不孕，而現在我判斷說可以不切了，她就反過頭來擔心自己的安危。

「其實指數小於一千的，很少會造成外孕破裂大出血的情況。」

「我們這樣回去不會突然大出血嗎？」

「現在走三步一個診所、走五步一家醫院，放心吧。一有問題就來去掛急診、看醫生。」

於是我們展開了漫長的抽血旅程。

第一次回診抽血他們兩個都眉頭深鎖。

「醫生，指數還有四百多，這樣高沒有問題嗎？」

「放心吧，只要指數持續下降就沒有問題。」

第二次回診，她焦慮到在我面前流下眼淚：「醫生，我這個樣子，未來是否不建議懷孕呢？」

「可以嘗試懷孕喔，現在指數只有三百多，我們再努力看看！」

第三次回診，她跟我聊了快半個小時，訴說著她的婆婆有多期待抱孫子，先生是獨子多麼希望她能順利懷孕，她自己是怎麼的不順遂，一直反覆流產、子宮外孕……

「我已經快沒有信心了。」

「沒信心的，來看蘇醫生就會有信心了，妳看今天的指數只剩下二百多，我們從三千溜滑梯到二百，很快就會降到正常了！」

就這樣我們回診超過十次有餘，每次回診都是像是心理諮商、吐苦水大會，直到有一天……

「蘇醫師，我的月經來了，這樣正常嗎？」

「哦～月經來了喔，表示這一切都結束了喔，我猜妳上週的指數是正常的！」

我們一起打開電腦裡的檢驗數值，上週的報告果然是正常的。

「過關了～恭喜妳！」

「謝謝蘇醫師，我希望這次是我最後一次哭。這三個月的追蹤真的很煎熬，好希望下次還有機會懷孕。」

「不用擔心，三個月後我們來安排一個輸卵管攝影，到時候如果沒有通，我再幫妳手術修整到通暢！」聽到這她才破涕為笑，開心的回家。

但三個月後她沒有回診來做輸卵管攝影，也沒有再回來看診，就這樣我們斷了聯絡。

直到有一天，我在我辦公室的桌上收到一封信。

「蘇醫生，謝謝你當時的陪伴與支持，鼓勵我們、給我們機會不切除輸卵管，雖然那段日子很煎熬，但辛苦最後是值得的。我們後來沒有做輸卵管攝影，是因為我沒多久就懷孕了。上個月我們生了一個娃，這是你給我們的娃。謝謝你！」

（看吧，沉住氣，不要人云亦云，別的醫生說要開刀，不表示你也要幫她開刀。要相信你自己的直覺！）

我打從第一次看到她就覺得她是子宮外孕，但合併有輸卵管流產，表示外孕組織滑出輸卵管開口，掉進肚子裡了。這樣的情況，只要懷孕指數持續下降，是很有機會可以不手術保留輸卵管的。

我把她寫的信放進我醫師服的口袋，拿起公務手機：

「學弟，到九樓病房，來去查房吧！」

又是一個忙碌的一天，但只要病人能夠健康、開心出院，辛苦的日子就只是一種修煉而已。

那時候我正在塑膠醫院地下街的麥當勞吃大麥克，狼吞虎嚥中……

電話響起。

「蘇醫生，不好意思，不知道現在方便過來產房看一下嗎？水缸好像破了……」電話的那頭是產房的總醫師。

「水缸」是醫生之間戲稱膀胱的代號。裝水的缸子，婦產科醫師在開刀的時候弄破了膀胱，流出尿液，自嘲說「今天我打破水缸」。雖然這樣講，但每個婦產科醫生都不喜歡當司馬光。

我草草吞完我的大麥克，快步前往產房，原來是在剖腹產的時候打破了水缸。

「我一進去子宮它就破了。」主治醫師無奈的說著。

「醫生，我的寶寶健康嗎？體重多重呢……男生是吧？……」剖腹生產手術常常是採取半身麻醉，這樣比較好控制寶寶的健康情況，而且媽媽也能在第一時間看到寶寶跟小孩有第一次的親密接觸，但在這種情況就有點尷尬了。在打破水缸的時候主治醫師還要鎮靜的說明寶寶的情況，跟媽媽話家常實在不容易。

我刷手上去手術檯以後點頭示意麻醉科。

（應該能給媽媽睡一下吧，讓我好做事……）

麻醉科很上道，很快的媽媽就睡著了。這時候我才可以肆無忌憚的了解一下情況。

「目前的情況是如何？」

「她因為之前剖腹產過三次，看起來膀胱沾黏得有點嚴重，我切開子宮才發現切在膀胱上。還滿大的切口的。現在胎兒已經順利生完了。我有點困擾的是我不知道怎麼處理子宮跟膀胱的傷口……」

我認真的檢視了現場，真的有點複雜，這水缸的破口像被穿雲箭射穿一樣，前後膀胱各有一個四公分的破洞，而且膀胱還牢牢的黏在子宮上。

「這破洞還真的滿接近輸尿管開口……」

於是我就搖身一變，變成泌尿科醫生，裝上兩側輸尿管的雙J管，分離的膀胱的沾黏，再做膀胱的切口修補，最後也順便幫忙把子宮也修補完成。

「學弟，這等一下需要好好的跟家屬說明一下實況。」我完成以後跟主治醫師告誡著。

「可是……我怕她先生會……」

「據實陳述事實，讓病人跟家屬知道事情的複雜程度，一般大家都可以接受這樣的現實情況的，最怕的是隱瞞問題，避重就輕。而且我們解決了問題不是嗎？我可以跟你一起去跟家屬說明。」

於是我陪著他鼓起勇氣跟病人的先生說明了情況，其實聽完他的說明，家屬們都還滿感謝主治醫師的幫忙。畢竟誰都希望事情能順順利利，但如果情況太過複雜，有點小插曲。醫生只要好好處理，明理人都可以理解醫生的辛苦。

幾個月後我在病房遇到該主治醫師，他跟我提起那天的事情。

「學長，謝謝那天是你來幫我，那是我第一次面對手術併發症，第一次要跟家屬說明這一切。雖然心裡很忐忑，那天你陪我解釋病情，我覺得我學到很多。我跟您報告，後來病人都好好的沒問題喔。」很開心，經過這一役他成長了，大夥安全下莊。

醫生就是這樣的職業，做好，病人不一定會感激不盡。但搞砸了，很有可能會官司纏身，甚至惹出人命來。有時候臨危不亂、安穩的好好處理完問題，並且清楚的跟病人與家屬好好的說明原委，讓大家了解實情，是需要學習的。

「蘇醫師，我有嚴重的肌腺症。月經來很痛，而且月經結束以後還是會痛好幾天怎麼辦。」

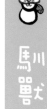

「我的醫生給我裝蜜蕊娜，月經的痛是好了，但月經後的疼痛依舊……」

她一臉非常無奈，花了錢裝了蜜蕊娜，但問題只解決一半。

其實我非常理解在台灣，要掌握每個患者問題的細節非常不容易，因為一個時段的病人太多，看病太方便太便宜，大小病通通塞給一個醫生，醫生想要仔細看都很困難。

再來是醫學教育的問題，教年輕醫生看病都在教治療指引，有醫療糾紛也是依序治療指引判斷醫生有沒有疏失。這讓醫生們從年輕開始就乖乖照治療指引行醫。（我只要照指引來，即使病人不會好，我也是盡了法律上我應注意該注意的了。）

就這樣拜台灣健保所賜、醫病關係惡化所賜。很難讓精準的治療落實在每個病人身上。

我常說，看病像馴獸。跟在家裡養狗一樣。雖然都是狗，但狗的個性千百種，主人需要了解每一隻狗的個性，才能教出一隻乖巧聽話的狗。

有些狗很急性子，這必須要訓練狗狗等待的功夫。學會坐著等待，才能控制好狗狗性急發作。有些狗狗會護食，要用一下方法處理護食的問題……

經痛也是一樣，看病看久了，經痛就好像躲在女生肚子裡的野獸，雖然都是叫經痛，但每一隻「經痛怪」個性都不太一樣。有人只痛月經最多的那一天，有人月經前就開始痛。有些人甚至會一直痛到排卵前。各式各樣經痛的「個性」常常需要不一樣的手段才能控制。

雖然治療指引上都一一列舉的治療方法，止痛藥、密蕊娜、佑汝、異位寧、手術，甚至切子宮等等。但如果要真的精準掌握，需要認真花時間了解每個「經痛怪」的個性才能確實掌握問題之所在，才能對症下藥。

如果只是照SOP、照治療指引，就會發生：

「醫生，我的子宮已經切掉了，為何我每個月還是會按時肚子痛？」

類似這樣的問題魔人常常遇到，如果「經痛怪」的個性，是切子宮這個「方法」也無法完成「馴獸」的情況。即使執行這種終極的手段，也是枉然。必須要計畫好對策以前先了解好其「個性」，再按照每隻怪的個性，制定好治療的方針，比較能對症治療。事半功倍。

像這種月經結束後的疼痛，常常需要用手術的方式才能夠解決。但以目前的台灣醫療生態，要怎麼會有時間讓病人跟醫生好好討論細節，要怎麼樣可以花時間好好的手術處理？

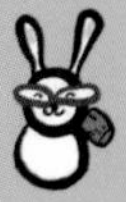

我們不缺找出問題的動力，缺的是解決問題的決心

「蘇醫生，我有肌腺症，這些年一直都無法懷上小孩。不知道原因是什麼？」

「蘇醫生，我有多囊性卵巢，很想生一個但一直都沒有成功。想查清楚原因。」

「蘇醫生，我兩年沒避孕都沒懷孕，一直找不到原因，不知道您有沒有辦法看出是什麼原因，好讓我自然懷孕……」

門診滿多類似的詢問，核心問題都是無法懷孕，來看診的目標都是想找到生不出來的原因。期望就是找出原因，修好它，然後衝自然懷孕。其實我們天天看這些問題的都知道，常常檢查半天依然找不出一個確切的原因，有些時候，那些可能的原因也常常都是似是而非。比如肌腺症，很多人不孕合併有肌腺症，就把原因賴給肌腺症，很多人執著的要處理肌腺症，但實際上要知道還有很多很多肌腺症的朋友，她們生小孩是生到嚇嚇叫的。

比較健康的作法是，認真評估：

是否真的處理肌腺症就可以增加懷孕率？如果有，就來去處理肌腺症，如果沒有，還是要回頭面對不孕的問題。

勇敢去做人工受孕、試管嬰兒，反而是比較務實的作法，這樣才真的有機會懷上小孩。如果一直執著在問為什麼，時間就會一分一秒的蹉跎下去。

類似的情況也發生在卵巢的巧克力囊腫、多囊性卵巢合併不孕朋友身上。

「蘇醫生，我有巧克力囊腫，看過很多醫生，每次月經都痛到痛不欲生，甚至沒月經也痛。到底是什麼原因造成巧克力囊腫？能根治嗎？」

「妳的情況建議吃異位寧或手術喔……」

「可是我害怕吃藥的副作用、也不敢開刀。能不能查出來為什麼會這樣子？」

「蘇醫生，我多囊性卵巢，醫生說我長期沒有排卵，我吃排卵藥也無法受孕？怎麼辦？能找出為什麼會發生多囊嗎？能治療我的多囊嗎？」

「如果排卵藥等輔助藥物無效，仍然無法懷孕，建議考慮試管嬰兒喔。」

「可是我好想醫好多囊然後自然懷孕……」

我們醫生的工作就是憑藉著多年看診的經驗與醫學知識，給予大家最中肯的建議，但不會是「最想聽」的答案。

一般的建議都會是提供解決問題的方法，而不是單純陪著大家找原因。比如不孕，不管不孕的原因是什麼，花十年搞到四十幾歲忙著找原因，但不做試管，不孕的問題依然沒有解決。

每次月經痛不欲生，不用一些方法緩解或消除疼痛，一直找痛的原因，不斷希望醫生用超音波量巧克力囊腫的大小。詢問是否這個痛是因為沾黏造成的、還是卵巢囊腫造成、還是肌腺症造成的。即使花很多時間找到答案，不面對實際上可行的治療方式，在外面繞圈圈，經痛的問題依然沒有解決。

現在人不缺找原因的動力，缺少的是面對眼前的問題勇氣，缺少解決問題的決心！

勇敢的跟醫生一起解決問題，才是獲得快樂人生的第一步！

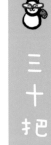

三十把刀

她出現在我的診間是帶著滿臉的無奈。

「蘇醫生，我有很多個子宮肌瘤，醫生說腫瘤塞滿整個腹腔。我當初很害怕手術，所以去做了海扶刀。但是過了五年我的肌瘤還在肚子裡面，你能幫我處理掉嗎？」

「一般海扶做完以後肌瘤需要慢慢被吸收，可能還是要等一陣子喔，不過我可以幫妳做超音波檢查看看。」

「醫生你一定要想辦法幫幫我，我做完海扶以後變成每天都在痛。無時無刻都在痛，我已經忍耐到不能再忍耐下去了。」

（每天都在痛？）

我幫她做了超音波檢查，赫然發現這是一個。噢不，是一群柚子般大的肌瘤塞滿整個腹腔，幾乎已經頂到肝臟，初估大概有六～七個……

「妳的肌瘤大部分都已經壞死鈣化了，現在的情況大概可以比喻成妳的肚子裡裝了六個柚子般大的石頭。」

這些硬梆梆的石頭互相推擠難怪會每天肚子痛，吃藥也無效。

「醫生肌瘤壞死是因為海扶造成的嗎？」

「海扶就是用超音波聚焦產生熱能把肌瘤燒死。不過妳的比較不一樣，腫瘤沒有被吸收反而鈣化，硬掉了……」

「這能手術處理嗎？能用微創嗎？能用自然孔嗎？醫生們都說這需要肚子剖開，才能處理。蘇醫生你有別的辦法嗎？」

我望著她臌臌的肚子，轉頭看著超音波，又回頭看著她的雙眼。

（唉……）

讓我回想到過去的一個故事，那時候我準備出國演講，到機場才發現我找不到護照，原來護照忘了帶出來留在家裡，但從家裡到機場大概需要四十分鐘。

這時候我的想法就是算了，換一個班機回家拿護照好了。但是我媽媽卻說：

「我開車幫你送到機場就好了，不用擔心。」

用自私的角度，我欣然接受媽媽的提議，在機場等她。但在等待的過程中，我才覺得愧疚，她六十幾歲，還要獨自開車四十～五十分鐘，到機場拿護照給我，再獨自開車回家。如果不是親人她不可能這樣認真。即使她有時間。

我回頭看著病人的超音波，這樣巨大的腫瘤，而且還硬如石頭，整個肚子被塞滿滿，即使技術再好、可以做微創手術，讓手術的傷口只有幾個小洞，甚至無痕，也要花很多很多很多時間，冒著比一般手術高的風險。重點是手術完應該會身心俱疲累癱好幾天。

我的腦子轉個不停……

「醫生能幫我用自然孔嗎？」

以病人的觀點她不會知道這有多複雜，她只期望能獲得最完美的照顧。

（殺敵七分，自損三分，你這是七傷拳！）

那聲音老老實實的跟我說道……

（做得好他們會覺得應該的，做不好會覺得是你的問題！你好好想清楚！）

自損三分……

可是這樣做她的預後是最佳的啊……

於是我撤下了自我，答應她的請求。

手術的前一天我去病房看她，她非常期待我能幫她做自然孔內視鏡手術，我也跟她說：「我盡量完成任務，不過如果手術太複雜可能會改成四個洞的微創手術。」

隔天手術，我被手術房的同仁說：

「蘇醫生你瘋了嗎？這樣把病人帶到險境正確嗎？」

對他們來說我真的是瘋了，這類型的手術就像一個打滿死結的童軍繩，要把繩結解開幾乎是不可能的任務，不然不會叫死結，但理論上死結也是從一條繩子一個一個結慢慢打上去的。理論上只要耐心的理解看懂整個死結的打法，大概就能逆著做小心翼翼的把繩結解開。於是我仔細的看著這些塞滿肚子裡的石頭，研究它們跟身體臟器的關係與連結。

「可以叫她先生進來手術房了，我跟他說明一下手術計畫。」

「您好，我是蘇醫生，我評估完以後覺得無法用自然孔手術完成，但可以用四個洞的腹腔鏡完成。手術大概要六～七個小時，再麻煩您耐心等候。」

我說完無法用自然孔，我看她先生非常失望。

「蘇醫生，她先生竟然是這樣的失望，他不知道你沒把病人肚子打開就是佛心來著嗎？」

其實這不用說明什麼，對家屬來說就是一個期望的落差，「失望」是很容易理解的，反正我今天打的是「七傷拳」，自損三分吃力不討好的事已經不是什麼新鮮事了。於是我開始我的拆炸彈任務，大約三小時後我完成了拆彈任務，但更複雜的是要怎麼把這六顆柚子般大的石頭分別裝袋然後切碎拿出來。

大概又花了我四個小時的時間，我把所有的柚子切光完成手術。

「三十把刀，醫生……」

（三十把？）

「醫生，你切鈍了三十把手術刀。」

我回頭看手術台上刀座插滿了手術刀片，滿滿的三十把，這時我才驚覺整個過程是多麼的瘋狂。硬如石頭的肌瘤，耗損了三十把手術刀片才能切光。

我們把切下來的腫瘤裝滿整個臉盆，拿去給她的先生看檢體。他先生看到檢體的瞬間，整個人腿軟了……整個臉盆。

「醫生，肚子有被劃開嗎？」

「沒有，是四個洞的腹腔鏡手術……」

我看他對我深深的一鞠躬，他的眼神已經沒有當時的「自然孔失望」，反而是帶著一絲絲的感激。

隔幾天在診所吃午餐，護理師問我：

「蘇醫生為何你這幾天都用湯匙吃飯？」

「唔……因為手指麻木……」

「你的手怎麼了？」

「……我不知道。」

我媽媽當初的七傷拳也是這樣子出招吧……

醫生，我得了卵巢癌

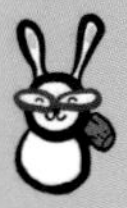

抗癌就像除害蟲一樣，害蟲跑到哪，我們就追殺到哪裡。她來看我的時候大概是七～八年前吧。

「蘇醫生我有一個卵巢腫瘤，醫生說可能是惡性的，請問惡性腫瘤就是癌症的意思嗎？」

「沒有錯，惡性腫瘤就是所謂的癌症。」

「所以我得了卵巢癌了？」

「嗯，是很有可能。一般手術中會送冰凍切片，到時候就會知道答案。」

「請問醫師如果得了卵巢癌，是不是就會死掉，我才五十歲我還想看兒子成家立業。」

「對啊，醫生，我太太她一直以來完全都沒有什麼不舒服，就這樣得癌症了！」

（沒錯，卵巢癌都是無聲無息的出現在大家的面前……）

愁雲慘霧，大概就是這個樣子吧。電腦斷層掃描的結果顯示她的癌症已經蔓延到肚子的其他地方，腸子、腹膜、網膜、淋巴結，都有轉移。

我們安排了腹腔鏡卵巢癌手術，做了「終極減積手術」切光了所有肚子裡肉眼看得到的腫瘤。這手術誇張到整個腹膜都被我切光了。

手術後也照標準做了六次化療，但是半年不到她又出現在我的門診。

「蘇醫生，這一兩個月我覺得肚子怪怪的，是不是復發了呢？腫瘤科的醫生說沒問題，我真的沒問題嗎？」

我看了她的面相覺得有點病容。

（她應該是有腫瘤在肚子裡……）

那聲音淡淡的跟我提醒道……

「我幫妳安排住院檢查好了。」

住院檢查的結果顯示骨盆腔有一個七公分的腫瘤，整個黏覆在大腸上面。我看著片子跟住院醫生說：

「這種化療後半年內復發的案例，一般都是對化學針沒效果，之後的醫治都很不容易控制下來，她的預後會很差⋯⋯」

我們一同去跟病人與家屬說明了當下的狀況，全家都無法接受這個現實。

（以後要控制住癌症，不容易⋯⋯）

我跟病人討論接下來的治療方式，她決定再手術一次，目標是再把殘餘的腫瘤切光光。得到她的首肯以後，這回我切得更積極更徹底了。連跟腫瘤沾黏的腸子骨盆腔組織、血管等通通打包切光光，那次總共切了二十幾公分的大腸。手術結束以後，整個骨盆腔已經快沒東西可以切了，而且我記得那天是我的生日。我們一起從一早奮戰到接近半夜。才完成任務。

值得慶幸的是她術後恢復算很不錯，整個人的精神都還在上乘。

「蘇醫生，上次化療的過程我覺得好不舒服。而且結果還是很快就復發。我可以不用化學針治療嗎？」

其實這對醫生們是非常為難的決定，醫生都知道她再來的化學針，有反應的機會大概都低於二〇％。但不用化療也沒有什麼比較好的方法。我跟她的婦癌科醫生討論了很久結論還是建議她繼續做化學治療。

但有一天她又出現在我的門診。

「我不會用化療的，我知道我不會好了，我不想繼續痛苦下去。」她的眼神是非常的堅定，但身後的先生、兒子的表情卻是滿臉無奈跟無助。

（你就幫她一下吧……）那聲音無奈的回應我。

（唔……這樣……）

「有一種非正規的治療，台灣法規不允許，但日本是合法治療。」我跟她們提起一種免疫治療，是培養自己的免疫細胞，在體外訓練完這些免疫細胞後，再像輸血一樣打回自己的體內。

「按邏輯來說，有些人是有治療的效果。」

「醫生如果這是可以試看看的方法，我願意嘗試一下。希望有奇蹟可以在我身上。」

「醫生，我媽媽用這種治療會有效嗎？」

「我不知道，我沒什麼經驗在這種療法上，而且台灣沒有核准，只有日本有，用這治療需要一點點點勇敢。」其實我骨子裡是不相信這療法是有效的，但死馬當活馬醫，姑且一試。

後來她毅然決然的選擇了這種免疫細胞療法。得知她的決定，我開始惡補免疫治療的醫學期刊與論文。為了搞清楚箇中奧祕，我跑去參加國外的免疫治療研討會，甚至執著到親自殺去日本，去拜訪在國際上頗負盛名的免疫治療教授，請教他治療的經驗。

即便是如此，每次的追蹤我都誠惶誠恐，很怕她去做免疫治療以後會兵敗如山倒。但半年過去，她沒事。一年過去，她檢查也沒事。每次的回診他們全家都戰戰兢兢，但我依然感覺得出來，這一年他們家是開心的。

直到一年半後的某次回診，她開始說肚子怪怪的，食慾不太好。經檢查，癌症又復發了，這次它轉移在肝臟跟橫隔膜。

「醫生，你該不會又要叫我開刀了吧？」

「唔，被您猜對了……」

有了前一次的經驗，我就直接了當的建議她手術，每次復發都要追殺腫瘤到底。她雖然百般不願意，還是接受了我的看法。

這回我們用腹腔鏡切除部分的肝臟，挖掉了橫隔膜上的癌症。概念一樣，就是要龜毛的切到看不到癌細胞。術後她回去繼續用她的免疫療法。這樣子又度過將近兩年的美好時光。

所謂「一次復發，終生復發」。又事隔兩年後，正子造影檢查顯示，那討厭的卵巢癌出現在肺，大約二公分。

「蘇醫生，你又要建議我開刀了嗎？」

「對……沒有錯！」

這次我連胸腔外科醫生都幫她找好了，但她果然是一個勇敢且風格前衛的鬥士。

「我不要再開刀了，我不要再被折磨，我需要拿回我的尊嚴。」她悍然拒絕了我的建議。不再接受任何手術治療。

「我只希望能安穩的過日子。醫生你不是說過，一次復發，終身復發。我不想要終身都活在明天要手術的陰影當中。」

這時我才發現，我只在乎成功率。但是她在乎的是活著時候的尊嚴，一直以來她始終如一的堅持就是要有尊嚴的活著。

（以她的腫瘤特性，從一開始她能活超過兩年就算是奇蹟了，你就放過她吧……）那聲音的諄諄提醒，這一次我看開了。

有時候我們追求的不只是要身體的自由，而是要心靈上的自由。她自己知道身體的自由已經是遙不可及，但如果能在有限的生命中完全做自己，得到心靈的完全解放。這樣的自由或許更踏實。

於是我放手讓她去飛了，她繼續做了自己想做的免疫治療，半年後她拿正子造影的報告給我看。

「蘇醫生，你看看！你看看！這癌症不見了！」

我認真看了一下正子造影的片子，二公分腫瘤還真的消失了，不管當時的正子檢查是真的有復發或者是假警報。她之後的追蹤都再也沒看到癌症復發，每年都會定期來跟我請安，而且每年我的生日她都會簡訊給我，今年的也不例外：

蘇醫生：祝您生日快樂，日日是好日，天天有好事，闔家平安健康。

這已經不單單是我的生日，某種程度上那天也是她的生日了。回過頭來要講她的癌症，直到目前為止，癌症尚未復發……但我還是要烏鴉嘴的說，腫瘤遲早會出現，但那也是未來才要煩惱的事情。我們現在要努力的是「勇敢的把握當下」吧！

必勝——一條龍的治療

「蘇醫生，我的月經來不停，每天都要用衛生棉，怎麼辦？」

其實這種問題在門診已經見怪不怪了，一半以上的求診病人都有這樣的困擾。但今天她的問題有點不太一樣。

「我還會有很多黃色的水流出來……」

（黃色的水？）

這樣子情況就不常見了。

她大約三十三歲，有一個很大的肌腺瘤。每次月經都痛不欲生，只能躺在床上。重點在兩夫妻很想要小孩，但兩三年過去依然沒消息。

後來她去做海扶刀，打算把肌腺症除掉。海扶完後，疼痛的問題明顯改善，但是這三個月開始一直有血從陰道流出來，而且還帶有許多黃色的分泌物。

「醫生，會是海扶的原因嗎？」
於是我們安排了子宮鏡看一下出血的源頭……
那是一個被燒爛的肌瘤從子宮的肌肉層掉入子宮腔裡面。從子宮鏡下看就好像一個人家裡的天花板，那天花板破一個大洞，而且二樓的沙發還掉一半到一樓，因為組織都被海扶燙熟了，所有黃黃的組織液就從半熟不熟的肌瘤流出來。
我跟她討論的結果是按兵不動，等所有受傷的組織自行修復以後再看看需不需要處理，以免再次的手術造成子宮的二次傷害。
三個月後，我們再看一次子宮鏡，半生熟的肌瘤不見了，應該是跟著月經排掉了，但天花板的窟窿依舊存在。她的內膜幾乎不再生長，整個子宮肌腺症是不再作怪，不再有經痛。整個海扶的療程算滿成功的，完全解決了經痛。
但，她再也無法懷孕。
看過她的不孕症醫生都束手無策，最後她看開了，過著開心的兩人生活。不知道隔了多久，有一天我在診所接到她先生的電話。
「蘇醫生，我太太昏倒在百貨公司。整個褲子都是血！」

我焦急的幫她安排住院，她大失血、貧血到臉色蒼白。我們緊急幫她輸血。控制出血。子宮鏡下發現……

整個天花板的窟窿都是異常增生的血管。這叫做「動靜脈吻合異常」。這是比較罕見的狀況，比較會發生在反覆子宮腔手術的病人、接受過肌腺症部分切除的患者或超級嚴重的肌腺症的患者身上。這種「動靜脈吻合異常」的病人常常會有瞬間暴量血崩的狀況，而且一流血就會到休克等級。海扶後的「動靜脈吻合異常」她是我第一個遇到的病人。（但不是唯一的一個）

「這狀況只能切除子宮一途了。」我無奈的宣布。

「蘇醫生，我不想切除子宮，有沒有辦法可以保留我的子宮……」

其實這有點苦惱，這種瞬間造成休克的出血量與出血速度，嚴重的時候是有生命危險的。不切除子宮，根本是留一個定時炸彈在身體裡……

「我已經沒辦法生小孩了，我無法再接受另一個噩耗，子宮被切掉。」

（你就看看有沒有機會幫她一下吧……）

我盯著子宮鏡的畫面，看著那猙獰的異常血管。

「好吧，有一個險招，妳的異常血管大部分侷限在那個天花板的窟窿，如果我能定位清楚，從腹腔鏡切掉有問題那個窟窿，再把子宮修補，或許可以順便切除那些血管，解決瞬間暴量的問題，但如果手術中切破血管造成瞬間爆血、休克，就會非常危險。」

後來他們願意鋌而走險，接受我的險招。

然後，我們就因此過關了。

手術後一個月的子宮鏡，子宮腔再也沒有見到異常的血管。過了一年後，她來我的診所祝我聖誕快樂，我仔細問了月經史，她再也沒有瞬間血崩過，再也沒經痛（海扶還是挺厲害的）。子宮也保留了。一切都回到了正軌。

從這個案例告訴我們，治療肌腺症需要知道自己最主要的期望是什麼。如果最主要的期望是懷孕，建議找不孕症的醫生當「主持」醫生，要做什麼治療、要不要手術、要不要海扶、要不要打停經針等等都要「主持」醫生同意才能做。畢竟他要負責你的生育。不然擅自去做了海扶，不小心燒壞了內膜，回頭要「主持」醫生幫忙，真的神仙也救不了。

如果最主要的目標是「解決經痛」，「主持」的醫生就是要懂得所有經痛治療的醫生會比較好，這樣遇到非預期的併發症才能夠順利解決。以免做一個治療看一個醫生，後續追蹤又去看另一個醫生，做好一條龍的治療比較能解決問題。

當然如果已經接受手術或海扶治療了，後續有問題的也沒關係，好好見招拆招，一樣可以關關難過關關過。

沒有解決不了的問題的！

「蘇醫師，我要拿掉我的子宮。」

她臉色蒼白，氣若游絲。

「我……我……我這幾個月幾……乎天天都在出血，每個月一連流血超過二十天以上。」

一句話都很難一次說完的狀態。

我用超音波、子宮鏡等方法檢查了她的出血源頭。看起來就是單純子宮的不正常出血，沒有長什麼東西或腫瘤。

而且她已經五十一歲了。

「這個年紀切子宮似乎是有點可惜，已經是該停經的年紀了。」

「可是我已經無法再這樣下去了，連走路都很困難。」

「其實妳的症狀是因為失血過多，嚴重貧血所致，只要輸血補到正常範圍就會很有精神。」

「但我不想要這個子宮了，太痛苦了……」

有時候人就是這樣，在最絕望、最痛苦的時候，會不計一切代價讓自己離開那個狀態。「切除子宮」似乎是她可以快速解決痛苦的一個方式。

「不過我有一個假象狀態想問妳看看？」

「不會想。」

「如果老天爺明天就讓妳停經，不再出血，妳會想要拿掉子宮嗎？」

「如果蘇醫師幫妳打停經針，讓妳馬上停經，妳會想要拿子宮嗎？」

「可是我不想要有停經針的副作用。」

人也就是那麼奇妙，當可以選擇的時候，腦海裡就會浮現很多「想要」，雖然認真想這些「想要」都不太合乎邏輯。在掙扎停經針的副作用的當下她完全忘記現在是多麼的痛苦。

「老實說，上帝讓妳明天自然停經，一樣會有更年期的副作用……，妳即使半年後自然停經，一樣有更年期的副作用。」

「請問，妳希望快快停經嗎？」

「我希望！這樣我就不會一直出血了！」

「這樣的話我建議妳打停經針，很快就能到達停經的狀態，不用切子宮。」

「但我還是想切子宮，我不想要停經針的副作用……」

這就是典型的現實與未來期望的「mismatch，不匹配」。大家沒有認清在這痛苦的深淵中長久期待的「停經」，一樣會有更年期症狀，跟打停經針一模一樣。這是遲早會遇到的問題，打針只是讓它提早出現而已。不認清這個現實，反而去幻想著「切子宮」可以解決一切問題，但沒正視到手術本身、麻醉本身就是有潛在的風險。

醫者的工作就是提供一個客觀、風險相對低的醫療建議給患者。像這樣的狀況魔人會用各種連哄帶騙的方式先讓患者暫時脫離「痛苦深淵」，等她的理智回來了再來討論「切子宮」的議題。

「不然我們折衷，先打兩針，共兩個月，體驗看看更年期的副作用。如果還能接受，再來討論要不要繼續打下去，如果不喜歡這個副作用，我們再來評估要不要切子宮。一般來說，藥停了副作用也就會跟著消失。」

這預設好的提議，似乎得到她的支持，因此我們開始停經針的療程。

兩個月後，回診打第二針的那天我看她氣色、心情還不錯，不再是要死不活的樣子。

「如何？我們還要切子宮嗎？」

「哈哈哈，蘇醫師，我好多了，更年期症狀勉強還能接受，我覺得先繼續打針好了。我想一邊打針一邊等真的更年期的時刻到來。」

「切子宮，我想先不用好了。」

很高興能讓她說「不想切子宮」。「理性」終於回到她的腦子裡。

總結一下：

五十歲上下的異常出血，只要沒長不好的腫瘤，一般只要等停經就可以結束這個噩夢了。手術是最後萬不得已的方法，一般是用不上。

這狀態與其去治療疾病，不如去處理病人的心，搞定她的心，病就好了一半，風險低的選擇也會跟著出現。
願大家都能告別天天跟流血為伍的日子！

痛苦的深淵之二——勇敢面對手術

「蘇醫師，我不想拿掉我的子宮。」

她臉色蒼白，氣若游絲。走路都走不太動。

「我……我……我這幾個月幾……乎天天都在出血，每個月一連流血超過二十天以上。而且這次月經又像血崩一樣，整個床上都是血。」

一句話都很難一次說完的狀態。

我用超音波、子宮鏡等方法檢查了她的出血源頭。看起來是重度肌腺症，整個子宮內膜都布滿猙獰的異常血管。她做過肌腺症減積手術，後來又再次復發，這回肌腺症已經突破屏障，跑到子宮腔裡面了。

其實我們已經做過很多的保守療法了，打停經針、吃佑汝、電燒燒異常的血管。通通沒有效。幾次月經後一樣血崩。

「看來一勞永逸的方法就是只有切掉子宮一途。」

但她悍然拒絕。

在醫生的角度，我們不能扭著患者的頭強迫對方去洗頭，只能站在旁邊好言規勸。

「好吧，如果您拒絕開刀，我們就來輸血治療吧……」

因此每次她「放血」到乾掉以後，頭暈目眩的時候，就會來要求輸血。好在當時在塑膠醫院，只要掛急診就可以輸血了，因此她就成為急診的常客。

「蘇，你的病人又來要求輸血了，血色素只有四而已。我就直接幫忙處理了喔！」急診的好同學三不五時就會打給我跟我告知她又來了。

每次回診我都建議她切子宮，但她都打死不從。

「我想要留著我的子宮。我不想失去一個器官。我覺得應該還有其他的方法可以控制，我會去吃中藥看看。」其實以魔人的觀點，可以用的方法都無效了，不切子宮只是找死而已。

有一天她又來掛我的門診，外觀一樣是氣若游絲。

「蘇醫師，我可以來住院輸血嗎？我這回感覺更不舒服了。這次我胸口感覺緊緊的。」

（你這回不能放她回去了，我感覺不太對勁。）

聽完那聲音的警告，我在病房幫她做了心電圖。

「學長，這心電圖看起來不正常，好像有點問題。」

似乎有心肌梗塞。

我們緊急做了處理，並請心臟科來會診與治療，才撿回一條命。最終她的心臟有三〇%的心肌壞死，而且心臟有肥大的狀況，這時候她才四十歲。

三個月後的回診我終於說服成功，請她接受做子宮切除手術。畢竟這回再不切，很難知道什麼時候會讓心臟瞬間罷工。

手術完以後的追蹤，她的臉色變得紅潤，精神飽滿，講話中氣十足，根本不用靠中藥調理就很神勇。雖然心臟受到影響，但至少讓她能正視自己的健康。

「我應該早一點聽醫生的建議切除子宮的，其實手術的過程與恢復情況比我想像中的還要輕鬆許多。」

真的不建議堅持一個不著邊際，不合乎道理的堅持。尤其妥協以後才發現，過去的堅持是多麼的不值得。

所以結論是，要相信魔人看很多千奇百怪的案例。子宮不是不能切，子宮也不是隨便就來切。但如果是疾病需要非切不可的時候，不做切除手術，執意撐下去。厄運！就會出現！不可不慎！

i　健　康　0　5　9

魔人婦科圖文手冊

國家圖書館出版品預行編目 (CIP) 資料

魔人婦科圖文手冊 / 蘇軒著 / 繪圖 . -- 初版 . -- 臺北市 : 健行文化出版事業有限公司出版 : 九歌出版社有限公司發行 , 2023.04
面；　公分 . -- (i 健康 ; 059)
ISBN 978-626-7207-02-4(平裝)

1.CST: 婦科 2.CST: 婦女健康 3.CST: 衛生教育

417　　111015614

作　　者——蘇軒
繪　　圖——蘇軒
發 行 人——蔡澤蘋
出　　版——健行文化出版事業有限公司
台北市 105 八德路 3 段 12 巷 57 弄 40 號
電話／ 02-25776564・傳真／ 02-25789205
郵政劃撥／ 0112263-4

九歌文學網　www.chiuko.com.tw

印　　刷——前進彩藝印製有限公司
法律顧問——龍躍天律師 ・ 蕭雄淋律師 ・ 董安丹律師
初　　版——2023 年 4 月
定　　價——520 元
書　　號——0208059
I S B N——978-626-7207-02-4
9786267207031 (PDF)